白雁時尚氣功 2

神奇正陽功

7日入門預備功，
除壓養眠，改善神經緊張！

氣學管理首席講師 彥寬老師

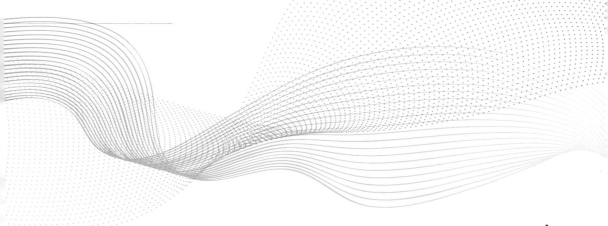

suncolor
三采文化

身體變年輕了！腰不痠，背不痛，膝蓋能蹲，很快入睡

　　幾年前，偶然在電視上看到兩位老師的專訪節目，裡面提到了幾個好朋友的名字，唐飛、彭淮南、林蒼生，都在高雲大師、白雁老師和彥寬老師門下修習氣功。

　　後來經由統一企業總裁林蒼生引薦，拜會了兩位老師。初次見到老師實在驚為天人，兩人皮膚紅潤得像是二十幾歲，當時我就決定拜師。

　　我會來練功主要是因為高血糖及嚴重的肩頸痠痛、膝蓋痛，睡眠很不好，腰痠背痛讓我很難入睡。學功後我堅持每天早晚練功一次，有時間就練 1 小時，沒時間也會抽空練個半小時。

　　膝蓋疼痛一直困擾我多年，2008 年～ 2014 年間，我經常帶著國內企業拜訪中國大陸，最痛苦的就是上洗手間都是蹲式，因為我的膝蓋蹲不下。

　　練功 3 個月之後，我的腰不痠，背不痛，膝蓋也能蹲下去了，整個身體明顯變年輕了。

　　以往起碼要躺在床上半小時以上才能入睡，竟然幾分鐘就睡著了，當時我已經 76 歲了，沒想到練功後身體回春了。

過去我在政府部門服務，也在臺灣大學和政治大學教授行銷、管理與領導課程，也是臺灣大學國貿系第一屆系主任，三十多年的教書經歷，非常敬佩彥寬老師的教學態度，大氣又不失幽默，這點非常不容易，證明老師有真才實學才能做到。

　　兩位老師更有大愛，希望推廣氣功運動普及化，幫助更多人改善健康，擺脫病苦。作為學生，很樂意為大家推薦這本結合老師經驗與智慧的養生寶典，運動養生永遠不嫌晚，期待你跟我一起走上自主生命的道路。

王志剛

台灣第二十一任經濟部部長

肺纖維化修復！氣功自癒的奇蹟，在我身上發生了

2017 年應邀到尼泊爾演唱前做體檢，竟發現肺部纖維化！我的天啊！馬達壞了還能運作嗎？只好取消此行。

透過好友李建勳博士介紹，我開始學習白雁氣功，第一堂課見到彥寬老師，他的氣色皮膚真好，我就知道找對地方了。

剛開始練三分多鐘就需休息，且竟然流汗又咳痰，休息幾分鐘後，就感覺氣息飽滿精氣充沛，練了半年多再去醫院回診，竟然沒有惡化下去。

每天練習氣功身體開始好轉，後來應邀上電視節目《健康 2.0》，胸腔科主任醫生將病前病後的片子作比較，肺部明顯好轉，讓他們了解除了醫療，氣功也能修復病體，尤其呼吸系統。

肺纖維化時，練唱很難唱出大樂句，因為身體好轉，我又恢復了練唱教學，這一年已經可以唱出完整的樂句和強弱。也常常與白雁老師、彥寬老師討論氣功在胸腹腔呼吸、背式呼吸含氧量的差異性。得知香港一位女士嚴重肺纖維化練功修復成功的例子，讓我信心大增更加努力訓練。

從 2022 年 5 月，我應中原大學張董事長做一場獨唱會《從歌

劇藝術看出一個國家的文化實力》，多年沒唱的歌劇選曲《蝴蝶夫人》、《托斯卡》、《安潔莉卡修女》；〈我住長江頭〉、〈白雲歌送劉十六歸山〉、〈春天永遠佇你身邊〉，完美的演唱會。心中一直感謝老師教導一生受用無窮的氣功，讓我重返樂壇，我相信只要繼續練氣功就能繼續演唱。

　　我從十幾歲就認定聲樂與醫學、氣功都要有概念和認識，才能發出健康的聲音。

　　1978 年前往義大利米蘭威爾第音樂院讀書時，選了吳文修教授（我國在歐洲歌劇院唯一男高音）的一門課，才知道德國、日本在大學裡就有音聲生理學這門科學。

　　畢業後，回國 30 年了，大學音樂系仍然沒有音聲生理學，我主動向系主任提出開這門課，將近 10 年，上課時都有台大、淡大教授來聽課學習發聲。

　　我退休後仍然努力推廣正確健康的說話、唱歌的科學知識。在國內外音樂廳、歌劇院、室內室外，上山下海 30 年，總算在聲樂演唱上交出及格的成績單。

今天有這個機會讓我為老師寫序，兩位老師對學員對社會的付出，也鼓舞了我對社會的責任，我們一起努力。感謝再感謝。

呂麗莉

聲樂家
中國文化大學音樂研究所教授
被樂界譽為「永遠的蝴蝶夫人」

尋得良師，
練功養浩然正氣

　　這是一個新時代了。所謂新時代乃因以前是物質的時代，現在已逐漸進入非物質的新時代，現在正是過渡的時候。

　　肉體是物質，精神是非物質。由物質進入精神也有一個過渡。這過渡的能量，就是氣。古文寫做「炁」。現代語言的氣指的是空氣的氣，是有形的後天的氣。而古代的「炁」，講的是無形的先天的氣。它們都是相同的東西，只是粗細不同。

　　要掌握或學習使「炁」無中生有，由無形而有形，並不簡單，最好有位好老師指導。

　　所謂良師，不只要指導方法，而且要端正人品，像孟子講的「我善養吾浩然之氣」，這浩然之氣只來自人品端正的人。所以武術不只練功，而且要人品端正，道理在此。

　　我跟白雁老師、彥寬老師習功超過十年，兩位老師推動「中華氣血養生學」，將博大精深的氣的內涵，用淺顯易懂方式介紹給大家，這是新時代裡，學習練功養氣不容易的際遇。

　　我學了白雁氣功這幾年，通過練功調動氣血，陰陽平衡，使我時常維持在健康的狀態。人也會變得安詳平靜，心一平靜，喜悅的

能量就會帶動愛心，歡喜地做事。

　　氣功運動非常簡單易學，人人可以做，時時可以做，尤其對上年紀、身體不方便的人來說，更是不藥良方。

　　從白雁老師及彥寬老師傳授的功法開始，體會古來中華文化的博大精深，從而幫助自己在現代的工作壓力下，使身心順暢，活潑潑地開始一個新的生活，這是我想為本書寫序的原因。

林蒼生

台灣前統一集團總裁

擺脫壓力失眠，
身心很快回復正常狀態

　　我生於上海，父親在電信局上海國際電台任職，家庭生活安定。可能由於我幼時的偏食習慣，使我身形較為消瘦。

　　抗日戰爭爆發後，隨父親的工作輾轉在大後方各地遷徙，飽受日軍轟炸之苦，勝利前，我 12 歲即投身軍旅考入空軍幼年學校，20 歲畢業，8 年的軍校管理嚴格，作息規律，運動多，偏食已有改進。身體狀況良好，體檢符合空勤體位，唯體重勉強合規定。

　　隨後多年在部隊飛行，噴射戰鬥機飛行體能消耗大，在事業前途有賴健康身體的前提下，要求自己注重營養與保持運動的習慣。

　　隨著各階層的歷練，階級逐漸地晉升，但在離開部隊進入高級司令部以後，案牘和管理部隊負荷度日益加重，使運動頻率亦相對減少，體力則隨年歲增加而出現了衰退的現象。

　　曾經在一個工作繁重的職位工作近 3 年，由於責任心的驅使，及不願辜負提攜我的長官們之厚望，更是全心全意投入工作，也因為工作壓力關係，當時一段時間竟然要依賴鎮靜劑始能入睡。

　　此時經朋友的介紹，我參加了「高雲氣功」學習回春功，接著參加了白雁老師的大雁功和高雲大師的龜壽功學習，明顯地使身心

狀況逐漸恢復了正常狀態。

但我必須坦誠地說，身為公眾人物，擔心會干擾團練，所以不曾參加週末在中正紀念堂的團練。但我有恆心的好習慣，每晨至少練習一段功，從來沒有停止過一天。

當 2000 年因胸腺瘤施行大手術後，未遵醫囑過早出院上班，導致傷口感染再度入院，為防止感染脊椎施以重藥，45 天後才出院。

又在 2010 年感染退伍軍人病毒，病危搶救後住院又達 48 天，出院靜養 9 個月之久。

2 次大難均能康復，首先當然要歸功於台灣優良醫療體系資源，但無疑與我持恆以氣功和運動保養身體，有一定的關係。自公職退休後，白雁老師承接高雲大師的衣缽和基礎，婚後與夫婿彥寬老師進一步地發展和推廣之下，教學氣功呈現出驚人的成績，讓現代人在遭受社會急速和巨大變遷，加諸於身心的壓力時，藉氣功之助釋放壓力的方法，促進生、心理的康健，吸引更多人投入白雁氣功。

自受教同學持續累積增加，和班次向海外擴張的迅速程度來看，氣功的功效已普遍深植人心，且還在擴張之中。

白雁與彥寬老師合著《神奇顫掌功》出刊後，新著《神奇正陽

功》即將問世。喜見「氣功學」仍不斷向新的境界發展。並藉此機會，對挽救我健康的高雲、白雁與彥寬 3 位老師致上誠摯的感謝。

唐飛

台灣第十六任行政院院長

選擇正能量團體，
我從老師身上學到正氣與健康

　　2011 年 6 月，一位經年讓我治療背患的朋友 Mandy，邀請我參加白雁時尚氣功講座會，我很雀躍地跟著她，還帶著診所的同事往會場擠，也許是跟白雁、彥寬兩位老師特別投緣，講座會後立刻報名上課。

　　我還告訴朋友，想學氣功就一定要跟對老師學，因為我感覺他們很正氣和健康；還要盡早學，因為我眼見很多氣功老師到中年後身體垮得很快，英年早折。

　　就這樣，我在香港和台北兩地往返，數年內學了白雁時尚氣功的 6 套功法，還把家人和同事也帶入白雁這個大家庭。

　　在學習的過程中，我不斷分析各種功法的動作、力學和氣流，加上自己的得著和身心感受，融入脊醫的理論，漸漸地我開始推介我的病人，一同學習白雁時尚氣功，這些年經我介紹的超過數百人，有些甚至成為助教和志工。

　　其實我的出發點只是希望他們可以從氣功改善健康，我便推介。我常笑說，我是為病人找個好歸宿，很多疾病的形成是長期不運動，或錯誤使用身體。醫生的責任是診斷和指出病因、找出病灶，當病

醫治得七七八八的時候，總要找個方案給他們鍛鍊和提升。

白雁氣功很有系統地改善脊柱的活動能力、全身氣血的運行，有效而安全，加上老師指導全方位的順應四季生活方式、飲食方法、身心修養，令我更加確定白雁時尚氣功是一個修身養性的好歸宿。

這幾年，我見證了香港白雁團隊的成長，在老師的愛心與不斷培訓的滋養下，助教志工的人數和素質不斷提升。所以我也樂意讓那些不幸有病，病於無知和無助的朋友，接觸這股正能量，在這股力量下學習、成長，完善生命的質素，很多受助的人最後反而可以指導、幫助他人，傳承大愛、大康的精神。

近幾年，兩位老師更將畢生的學養和知識，無私地分享在各個媒體，幫助許多人在家也可以簡單地練習，這形成一股文化的力量，可以想像不久的將來，白雁時尚氣功成為現代版的《黃帝內經》，我參與其中與有榮焉，感謝白雁老師，感謝彥寬老師。

梁德君

香港脊椎名醫、脊骨神經科醫學院基金創辦人兼現任理事

每天 10 分鐘，
我重新找回健康活力的體質

　　我們都知道身體健康很重要，可是真正起身運動、持之以恆的人有多少呢？

　　現代人生活節奏緊張忙碌，忙壞了身子，才來找醫生，每天吃上一把把花花綠綠的藥丸，引發副作用又不舒服、不舒服又繼續吃藥，進入無止境的惡性循環，難道我們真的就只能認命嗎？但其實，我要告訴大家的是，有一個方法，每天只要 10 分鐘，練習簡單的氣功動作，就能擁有健康、回復健康。

　　人一定要到了生病，才重視自己的健康和生命嗎？有沒有想過，只要你一生病倒下，從前用生命換來的資產，很可能通通付之一炬，不僅無法安詳享受，還要咬著牙忍著病痛度過接下來的人生，疾病絕對是人生的負債。

　　其實，每個人都有「健康存款」，有人每天拚命地透支，也有人努力地存入資本；不管支出或存入，可以確認的是，健康，是自己可以控管的。

　　為了養生和提早儲存「健康存款」，我學習了白雁時尚氣功，讓我感到非常神奇的是，每天只要 10 分鐘的氣功練習，我的精神不

僅變好，還更有體力和效率處理繁忙的公務，讓我重新找回健康活力的體質。

2016 年 5 月，我看見練習白雁時尚氣功的學生，排列成一朵層層疊疊綻放的蓮花，表現出強大的生命力與優雅，所有人展現出快樂、熱情、無私和堅韌的生命力。

我也希望我親身的體驗和喜悅，可以分享給馬來西亞的廣大人民，一起來練習白雁氣功，讓越來越多人可以走上自主生命的健康道路。

葉紹平

馬來西亞拿督
馬中總商會中央理事

心臟手術後重拾練功，
肺活量、體力、抵抗力都明顯改善

2008 年，我在台北認識彥寬老師。參加回春功的課程，連續上 2 個週末的課，是難以言喻的經驗。氣功對我確實幫助很大，學完回春功後，又練了一段時間，但後來卻因故沒繼續練習，非常可惜。

2015 年 8 月夏天，我在西班牙接受心臟手術，並在 2016 年決定返回西班牙工作。此後，我繼續練太極拳和其他氣功功法，但身體並無明顯改善。

2021 年，我又聯繫上彥寬老師，時隔多年老師仍記得我。我跟老師說明過去手術大事，醫生說我遲早要再次接受手術，請求老師協助，我心裡知道老師的氣功可以幫我。

當時，拜科技所賜，透過線上課程學習，我報名複習回春功，緊接著學大雁功、五禽戲、龜壽功、靜功等功法。

至今，我堅持每天練白雁氣功，受益良多，身體比以前健壯，肺活量、耐力和抵抗力均明顯改善，可說身體比 20 年前好多了，如今感到更有活力、精力百倍，得以完成日常事務，勇敢面對工作挑戰，亦可享受在山上騎登山車的樂趣。

緣分難得，重新找回健康，重逢白雁氣功，福氣來臨。感謝彥

寬老師的信任與無私地付出，使我重生，包容生活。

衷心感激。

Luis Roncero Mayor（龍本善）

馬德里自治大學東方語文系教授

氣功舒緩疼痛，
療癒我的運動傷害

　　我是個非常喜歡運動的人，從小就參加校內外甚至全國的各項運動比賽，夢想就是要進入國家隊當職業運動員。在運動生涯裡，最怕就是受傷，往往一次大傷就導致退役！

　　除了身傷，運動員還要忍受心理上的折磨，我們必須要時刻保持高度的集中力，精神高度緊張，長期下來，就產生了消極情緒，心理也極易疲勞。終於在幾年前帶著大小身傷心傷離開了為伴二十多年的職業運動生涯。

　　某天 Elsie 興致勃勃地和我分享白雁時尚氣功，口沫橫飛，比手劃腳，說幫我報了名，某月某日去康樂小學上課就對了。基於對她的信任，姑且一試，這一動念果然為我帶來好消息，長期大腿拉傷的疼痛、背部和下背腰疼痛都得以改善，這之前國家體育學院醫療部也拿我這些傷痛沒辦法！

　　和氣舒壓法以後，在寶鳳教練的鼓勵下，我開始和她學習蓮花養心法，帶給我很大的衝擊，每次練功都能讓我內心很平靜，時刻提醒自己要更愛惜生命，要更懂得感恩手中所擁有的一切。

　　YoungQi 回春動作緩慢，一開始學非常考我耐性，馬上察覺自

己對人與事要更耐心。

　　功法動作舒緩了身體很多部位的疼痛，尤其是身體許多繃緊的小肌肉，這些都不是靠治療或專業按摩可以舒緩的！

　　回頭看，要是在當運動員的時候就學習白雁時尚氣功，現在就不需帶著這些傷痛過日子。這些傷害都可以在練白雁時尚氣功配合運動下全面顧好身體，預防傷害！非常感恩能夠學習到白雁時尚氣功，感謝白雁老師、彥寬老師、教練及所有幫助過我的人。

Sharon Wcc

馬來西亞壁球協會 (SRAM) 副主席

2023年柬埔寨海上運動會代表團副團長

馬來西亞國家轉型計劃大使

自主健康，才能快樂生活

本性

助人是我的快樂之本，我從小就喜歡幫助人。50 年前的台灣，經常看到勞力拉車，勞工辛苦拖著滿載的貨物，我總是喜歡在後面出力推一把，幫人一分，心中就快樂一整天。

機緣

與白雁老師結婚，才真正認識氣功，原來生病要調氣血，才能重獲健康。《黃帝內經》云：「百病皆生於氣；氣血行則百病除」。氣血不調會導致各種疾病衍生。

氣虛影響五臟六腑動能不足，機能退化導致慢性病；氣堵讓全身痠痛、有睡眠障礙、胸悶腹脹、婦科疾病；氣濁讓新陳代謝變差，代謝廢物排不出去，臉上長黑斑，甚至腫瘤；氣逆造成氣血大混亂、頭重腳輕、血糖不穩定、高血壓、晚上睡不著、白天又疲憊。治病必先調氣，氣血暢通奇蹟發生，氣血運行百病消除。

奇蹟

剛開始彥寬老師沒人知道，沒沒無聞，我在一家健身俱樂部教

課。令人難忘的第 1 次教功是星期二晚上，一位中年男士跟我練了 20 分鐘氣功，星期四晚上竟帶著夫人來上課。他表明自己是台大醫院的主任醫生，有二十多年的睡眠障礙，星期二練功完之後回家一覺到天亮，隔天精神飽滿，所以立刻帶著太太來學功。

台灣的第 1 位學員蔡同學，無法生育及嚴重便祕，1 個月大便 1 次。上課的第 1 天回家就拉了 3 盆便便，4 個月後順利懷孕。

馬來西亞的第 1 位學員寶鳳，生了重病專程飛到台灣來學白雁氣功，1 個月後回到馬來西亞醫院再檢查竟然好了！不可思議，氣功太神奇了。

行動

氣是最高明的醫師。身體健康，氣色自然好。學員的進步令我振奮，上課之餘到處演講推廣氣血養生概念。馬不停蹄地從台北到新竹、台中、台南、高雄；以及馬來西亞、香港、中國、新加坡、德國、澳洲、美國……

普興

一個人能力有限，白雁老師規劃訓練專業教練，全球超過 60 位專業教練，加入老師的行列，在世界各地推廣白雁氣功，更多人因氣功改變了生命。

2018 年 10 月，我受邀到美國賓州大學護理系教課，介紹中華

文化氣功給全美國最優秀的醫護系學生是巨大挑戰，我決定帶學生親自體驗氣功，10 分鐘練習後，全班同學流汗，身體快速放鬆，課程大受好評。當天一位中年職員腰背痛將近 1 個月，竟透過 10 分鐘的練習，腰背氣通後，疼痛不見了。系主任立刻再加 3 堂課，希望我為教職人員上課。現在我每年到賓州大學授課，見到大家開心上課，重新認識氣功不是老人的運動，而是人人皆需要養生保健法。

生病

　　壓力破壞了體內平衡，使得很多人偏離了健康之道，導致身體陽氣不足，正氣低弱，免疫下滑，從健康走向疾病。

　　睡眠是人生大事，可以衡量自身的健康狀況。特別是全球歷經 3 年大疫，許多人身體中的自動駕駛失靈，人們還要花很長時間來消除內心的焦慮、不安、擔憂、恐懼，這些隱藏的情緒問題都會在睡眠上顯現出來，估計未來幾年，有睡眠障礙的人將更大幅增加。

　　健康是 1，其他是 0。失去了健康，一切都是夢！我的學生不乏在政府機關位居要職，也有企業的掌舵者，各行各業的精英，甚至小至每個家庭中的成員，都免不了因為長期壓力的累積，而出現身心失調、睡眠障礙的問題，生命從此進入灰暗時期。

正陽

　　正是正向、正氣、正念、校正、調正。陽是陽氣、能量、元氣。

氣血循經導脈，元氣均衡輸布全身，滋養五臟六腑、筋骨、關節、肌肉。這本《神奇正陽功》可以幫你找回健康，教你從混亂的氣血校正回到軌道上，身體從虛弱多病調正為元氣飽滿、朝氣蓬勃的生命，通過本書的 7 日入門正陽預備功，達到氣血順暢，臟腑各安其位，身體放鬆、情緒穩定，內心更平靜，自然開智慧，走向正大光明的人生道路。

發願

我的中醫學及佛學老師，胡秀卿中醫師告訴我，希望蓋一間禪淨中心，幫助 30 萬人找回身心健康。我快速心算後直接回答：「您就算每天教課，這一輩子都教不到一半的人數。」胡醫師不假思索回答：「我這輩子教不完，來世繼續！」太震撼的一句話。我告訴自己，幫助更多的人脫離病苦是我要走的道路。

二十多年來推廣白雁氣功，見到許多無助的人們，深受疑難雜症、慢性病，無法解釋的病痛纏身折磨，因為練氣功，氣血暢通之後，竟然奇蹟般重獲健康。看到學員的心得報告，重生的喜悅、家庭美滿，讓我更堅定：推廣白雁氣功是我的志業，來世我還要繼續做這份工作，助人離苦得樂。

彥寬老師

氣學管理首席講師

Contents / 目錄

第一章

神奇正陽功，助你拆除壓力未爆彈

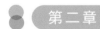

第二章

易有睡眠障礙的 6 大族群

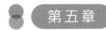

第五章

7日入門預備功，對症解壓解痛、入好眠！

第六章

初次入門氣功，練功注意事項

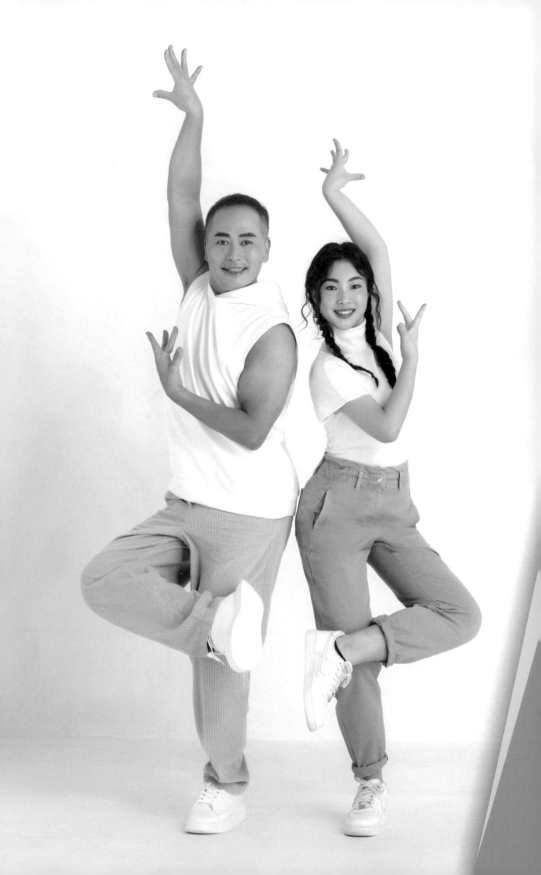

第一章

神奇正陽功，
助你拆除壓力未爆彈

大疫以來，人們陷入不安及恐懼的情緒中，

內在持續積累的各種壓力，

容易引起身體自動駕駛失衡，

本章節將解析壓力引發的各種疾病，

讓你從根源解決病因。

壓力易引爆的6大健康危機

看不見的壓力，會嚴重影響氣血運行，
反映在生理上的明顯症狀有：心跳加快、流汗增加、肌肉緊張等，
引發人體的睡眠障礙。

症狀實例

53歲的李小姐確診過後，感覺身體似乎跟從前有點不一樣了，其中一個最明顯的變化就是睡眠品質變差，不容易入睡，淺眠易醒，半夜醒了就睡不著。後來她戴上手錶監測睡眠，發現睡覺、休息和活動時的心跳都比以前快5～10下，睡眠深度減少，活動時容易出汗，容易感到虛和累，她好想趕快恢復精氣神，更懷念從前的香甜睡眠時光。

2019年底新冠肺炎疫情爆發，影響了全世界，翻轉幾十億人的生活。歷經多番變化，我們終於逐漸走出大疫時代，無論是否有確診、注射疫苗、新冠肺炎後遺症……

可以肯定的是，這些年來的疫情衝擊，已經改變所有人原本的身心狀態，方方面面都留下了痕跡。

無論是對疫情的不安恐懼；對生活、對工作的緊張焦慮；對父母子女健康的擔憂；長期戴口罩的呼吸短淺急促；接種疫苗後的反應與不適；確診後的長新冠後遺症；面對漫長的調養復原之路……

這些林林總總壓力因素，讓每個人身心俱疲，導致身體的自動駕駛失衡，再反映到身上各種各樣的小病小痛，疑難雜症都出籠了，包括失眠、睡不安穩、睡不沉、睡覺會盜汗，還有胸悶氣短，心跳快速。

因此人們更加地重視健康，除了正統醫療，更多人同時尋求自然療法或者運動來增加自己的抵抗力、提高元氣、病後修護。

2020年開始，我編排了一系列的防疫氣功，目的是為了增強心肺功能，同時讓全身氣血循環更好。

疫情爆發後，我的氣功教學影片點閱率總和超過 5 千萬次。每天都收到來自世界各地的讀者來信感謝，他們練習氣功之後身體明顯更健康、體力明顯增加，情緒穩定、睡眠品質提升。

●● 壓力形成的原因

壓力無所不在，生活中的壓力，會為人體帶來一定的影響。適當的壓力可以讓人在面對問題時，更專心、更努力、反應更快，同時激發自身的生理系統，讓我們的身體能夠更好地對抗疾病，減少發炎反應。

例如人遇到壓力時，會啟動交感神經，使血壓上升、呼吸急促、肌肉緊繃、胃腸蠕動被抑制，以產生行動力與爆發力，去應付壓力與挑戰。

當短期的壓力解除，身體需要充電和休息，就會自動啟動副交感神經，來喚醒我們的休息力，使心跳減慢、血壓下降、呼吸變穩變慢、肌肉放鬆、腸胃開始蠕動，幫助我們消化及吸收。

一直以來，人體的自動駕駛系統皆能在抗壓力與休息力之間，可以運作自如，自由地切換。然而，如果承受過度的壓力，無法在短時間內解除，就會形成長期伴隨著我們的慢性壓力，對人體的傷害也越來越大，這樣的壓力自然是有百害而無一利。

當壓力來源持續存在，自己無法解決，或是不知道如何解決，身體氣血會在不同的部位打結，嚴重影響氣血循環，使五臟六腑氣血混亂。不但影響日常的吃喝拉撒睡，身體還會進入到一種類似慢

性病的狀態，不僅自動駕駛失衡、副交感神經起不了作用，也無法自我修復，明顯出現睡眠障礙，情緒不穩定，容易消沉低落，免疫力也逐漸下滑，增加疾病發生的機率。

◗◗ 壓力對人體的影響

看不見的壓力，會嚴重影響氣血運行，導致氣滯血瘀、經絡不通、穴道不順，無形中對身體造成各種擠壓、扭曲、變形、歪斜、最後讓身心失衡。

比方說，反映在生理上的明顯症狀有：心跳加快、流汗增加、肌肉緊張，以及呼吸速度與呼吸方式的改變，這些都會影響晚上的睡眠，引發睡眠障礙。

其次是免疫系統功能下降，容易發生過敏和自體免疫疾病；消化系統功能改變，如拉肚子或便祕；內分泌失調，造成火氣大、長痘子，甚至高血壓等慢性病問題。

心理方面，則會有情緒不穩的反應，如：害怕、焦慮、暴躁、易怒，甚至像是過度換氣的恐慌症，也是壓力引起的。除此之外，心理壓力還會影響我們大腦荷爾蒙的分泌、自律神經失調、認知功能失調，以及對他人的敏感度下降等問題。

壓力引發的身心症狀

① **內分泌失調**

產生更年期紊亂，如：更年期提早。

② **免疫力下降**

常患感冒、過敏、蕁麻疹、異位性皮膚炎及免疫系統疾病，如：紅斑性狼瘡、僵直性脊椎炎、類風溼性關節炎等。

③ **消化問題**

如：胃食道逆流、腸躁症。

④ **神經系統失衡**

如：偏頭痛、頭暈、暈眩、沮喪、焦慮等症狀。

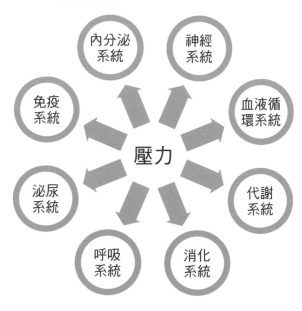

↑ 壓力大會直接影響身體 8 大系統。

壓力引發健康危機 1

臟腑失調，引起睡眠障礙

道家氣功養生常說：「精滿氣足則神全」，
只要人的元氣飽滿，精神充足，大腦就能得到放鬆。

健康失衡表現
失眠、多夢、淺眠、易醒、睡不飽，白天沒精神、全身乏力、注意力不集中、反應慢

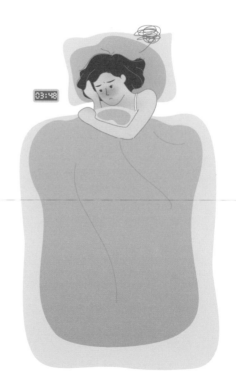

　　由壓力引起的健康危機，第一個是臟腑失調引發的睡眠障礙。若從氣功學角度來說，會有失眠、多夢、淺眠、易醒等各種睡眠障礙，跟體內氣血陰陽失衡，導致臟腑失調有絕對的關聯。

●● 睡眠障礙的 3 大成因

1. 胃不和臥不安

　　中醫說，「胃不和則臥不安」。消化功能不好引起消化不良、胃食道逆流等腸胃問題，長久下來引發胃火過盛，出現口臭、便祕等虛火症狀，就容易出現失眠睡不好。

2. 肝火旺易醒來

　　平常情緒如果常處在易怒、煩躁，會造成肝鬱或肝火旺，都會讓睡眠品質變差，常常睡著了容易醒來，還會伴隨口乾舌燥、胸脇脹悶等症狀。

3. 心腎不交多夢

　　中醫講心腎不交，也就是心火不下去，腎水又上不來，人體陰陽失衡，進而焦慮想太多，大腦停不下來，整個人神經肌肉緊繃，出現失眠、多夢。

●● 修練氣功，調節全身能量

　　我在全世界推廣有益健康的氣功運動，練功的好處之一，就是平衡調節人體的能量分配，能量不足就補充，能量跑到不對的部位就去調整，對於人體補養元氣有神奇的功效，可使精氣入骨化髓。

　　很多氣功的學員，因為持續練功調理氣血，改善了原本失眠的

困擾。例如白雁氣功中的龜壽功，補中益氣的效果最好，很多人練完就直接進入深層睡眠的狀態。

也有一些學員告訴我，他們睡不著！這說明他本身的能量收斂能力比較不好，適合早上練習升陽的功法，如大雁功或奇經八脈法，會帶動肝氣上升，精神飽滿；晚上或睡前，我則建議他們練習神奇正陽功。白天升陽疏通氣血，晚上收藏元氣補養臟腑。

道家氣功養生常說：「精滿氣足則神全」，只要人的元氣飽滿，精神充足，大腦就能放鬆。

根據「子午流注」的觀點，晚上9點～早上5點，是人體細胞休養生息、推陳出新最重要的時間，人體應該充分休息，這時練功應著重在柔軟緩慢、調整呼吸上，可以幫助放鬆緊繃的身體和大腦，安撫興奮的神經，有助我們入睡快、睡得深沉、減少做夢，有效改善睡眠品質。

3 種失眠，
歸因於能量收斂不好

① 壓力大導致肝氣鬱結

起因 此為失眠最常見的因素，像自律神經失調引發失眠，比較傾向精神層面，但核心是因為能量收斂不好。《黃帝內經》說：「肝藏血」、「人臥血歸於肝」，睡眠時血要回到肝臟的收斂狀態。

症狀表現 當一個人肝氣鬱滯，會處在身體很緊繃，精神卻亢奮的狀態，血歸於肝的過程就會受到阻撓。

改善方式 疏肝化瘀。

② 女性更年期易陰虛

起因 《黃帝內經》提到，到了更年期的時候，因為女性陰血少很多，會造成能量收斂比較容易失調，也就是中醫說

的「陰虛陽亢」，由於陰不足，導致陽相對變多，但其實是虛性的陽亢。

症狀表現 容易有潮熱、盜汗、煩躁、睡不著等症狀，也可以視為自律神經失調的表現。

調理方式 以滋陰潛陽為主。

③ 消化系統痰濕重

起因 《黃帝內經》說：「胃不和則臥不安」。胃在人體中間，是能量上下交通很重要的樞紐和管道，當胃氣卡住或胃裡痰濕重的時候，就會影響人體能量收斂的功能。

症狀表現 常發生在飲食習慣不固定，尤其是晚飯太晚吃的人身上，消化系統在晚上7、8點後就處於待機狀態，太晚吃的話，食物很容易形成痰濕積在胃部而影響睡眠。

改善方式 化痰濕、調整飲食習慣，不要太晚吃，晚上不吃容易生痰生濕的食物，如生冷、水果等。

過敏與免疫疾病，
象徵人與自然的關係失衡

身體的經脈堵塞，久而久之會破壞體內氣血和臟腑的平衡，
免疫系統就很容易發生功能失調，形成過敏體質。

健康失衡表現
常有過敏如濕疹、鼻炎、咳嗽、哮喘、皮膚炎，及免疫系統疾病如紅斑性狼瘡、僵直性脊椎炎、類風溼性關節炎等問題。

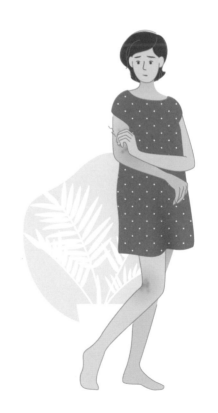

人與自然萬物的關係應該是和諧而平衡的狀態。

長期的壓力，無形中持續性地損害人與自然之間的關係，變得敏感而脆弱。

在這種失衡狀態下，人體開

始對某些特定的食物、環境，產生過敏和不耐受反應，並在皮膚狀況、呼吸方面還有情緒上，表現出許多身心不適的過敏症狀，以及免疫系統疾病，嚴重的自體免疫疾病，是自體細胞的相互排斥、敵我不分，最後兩敗俱傷。

從氣功學角度來看，如果平常容易緊張壓力大，又不常運動，人體氣化的能力低落，身體經脈堵塞，元氣不足，全身代謝都會出問題，久而久之會破壞體內氣血和臟腑的平衡，免疫系統就很容易發生功能失調，形成過敏體質。

所以我在各媒體常常提醒，現代人一定要養成規律的運動習慣！適當的運動，可以啟動人體代謝，達到強身健體，提升免疫力，同時也可以改善體虛，經過一段時間氣功練習，就可以看到自己身體再次重獲健康。

◕ 修習氣功，讓身體臟腑相互作用

人體有神經、循環、消化、代謝、呼吸、免疫、泌尿、內分泌等 8 大系統，每一處臟腑、經絡都在這些系統間相互作用，而練功能夠調理情緒與各器官間的關係，讓系統恢復良善的運行。

我有很多學員來上課後，透過氣功的練習，配合五行（金木水火土）讓氣深入相應的臟腑，疏通所行的經脈，原本的過敏問題得到了很大的改善。

●● 慢性疾病者，避免劇烈運動

不過我要提醒，身強體壯的人怎麼激烈運動都沒事，但是如果有過敏、慢性疾病的人千萬要謹記：絕對不要瘋狂運動，每天把自己逼得大流汗，以為這樣就能改善體質！

運動強度太強，有時對過敏者反而不利。因為太劇烈的運動，身體為了調節溫度，一下子大量排汗，此時的汗水顆粒大、濃度高，身體也流失許多礦物質，反而容易消耗人體的元氣。

跟著老師一起練神奇正陽功會發現，身體在非常放鬆的狀態下，只要輕鬆擺動全身，很快就開始微微出汗，這代表體內的代謝廢物、垃圾正在被代謝出來，長期練習，循環代謝自然跟著好。

在伸展肢體的同時，不僅能調整到臟腑，也在抒發情緒，釋放內心深處的壓力。

練習後會發現內心的鬱悶無形中被消解了，壞情緒得到抒發，整個人神清氣爽。

專家觀點　徐麗鳳中醫師

過敏，就是體內環境失衡了

　　為什麼以前的人不像現代人那麼多過敏呢？原因就在於，以前的人勞力活動比較多，活動量夠，體內陽氣充足，氣血循環、新陳代謝正常，就沒有那麼多過敏的問題。

　　而現代人天天待在室內，加上又吹冷氣，運動普遍不足，所謂「動則生陽」，不動體內就無法生陽，人體經絡不通，氣血就無法通暢，使身體的循環不佳、新陳代謝率處在比較低的狀態，也不易流汗，體內濕濁代謝不掉，滯留體內，影響身體內環境的平衡，因而容易引發過敏，像容易長痱子、濕疹、腳氣、汗斑、手足癬、帶狀皰疹等。

　　再加上現代人自我意識抬頭，加上生活腳步快、工作壓力大，經常整個人緊繃、容易心浮氣躁、煩躁鬱悶，一旦有什麼事情發生，就會生氣發火。很多人可能不知道，這樣的情緒起伏跟過敏是息息相關的。

脊椎走形，身體不平衡

身體要中正，脊椎不能歪。疫情這幾年下來，
現代人脊椎提早老化的成因，跟巨大的工作壓力，
以及久坐的工作模式有關。

健康失衡表現
容易肩頸僵硬、腰痠背痛、手腳
麻、關節痛，還常有胸悶、失眠、
生理痛等。

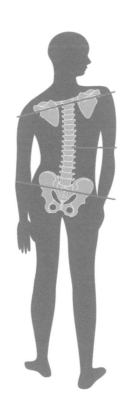

肩膀兩側不對稱

脊柱彎曲

臀部左右不對稱

　　疫情發生的期間，許多國家
因為疫情因素，政府下令封城、
隔離，只能透過網路遠端連線在
家上班。大門不出二門不邁，全
天候坐在電腦前，休閒則是坐躺
在沙發上看電視電影。

　　身體要中正，脊椎不能歪。

疫情這幾年下來，現代人脊椎提早老化的成因，跟巨大的工作壓力，以及久坐的工作模式有關。身體長時間受到壓力和不良姿勢的壓迫，脊椎偏離跑道，左右兩邊不平衡，造成很多人頸椎腰背受損、脊椎側彎變形、椎間盤鬆弛錯位、胯骨歪、骨盆傾斜。

回想我們在電腦前工作的樣子，一忙起來，上半身就不自覺向螢幕越靠越近，脖子前傾、肩膀聳起、含胸駝背，尤其當工作壓力越大，注意力越是集中，姿勢不良的問題也越來越嚴重。

● 補腎氣，是舒緩腰痛的關鍵

長時間的壓力與久坐，會讓頸肩肌肉過度緊張，容易造成頸肩肌肉勞損，出現僵硬疼痛症狀。另一方面，腰經常處在前彎狀態，還有背部過度前凹，都會增加腰椎的壓力，長期下來也會容易腰椎損傷，引起腰痠、腰痛。

針對久坐或負重型的腰痛，最需要的是放鬆腰部肌肉；對腎氣虛的人來說，當然就要想辦法補腎氣了，在我們氣功課程中都有對應的功法，可以幫助調和氣血，把失衡的結構調整回來。

我的學員當中，很多人原本有腰痛問題，從腰痠背痛、經常閃到腰，到腰椎間盤突出，甚至坐骨神經痛，他們後來告訴我，練氣功對久坐腰痠腰痛真的很有效。

骨骼結構異常，氣滯血瘀更嚴重

① 腰部肌肉緊繃型疼痛

　　久坐辦公室的上班族，或長時間負重的勞動工作者，久了就容易出現結構性異常，例如椎間盤被擠出後，形成輕微的腰椎間盤突出，甚至壓迫到神經而伴隨坐骨神經痛。

　　另外也可能與身體其他部位的結構出問題有關，如膝蓋痛可能牽涉到骨盆、脊椎的結構，像骨盆一高一低，或脊椎有輕微錯位，導致兩邊膝蓋受力不平均而產生疼痛。

② 腎虛型疼痛

　　《黃帝內經》記載：「腰為腎之府」，腎氣虛者也會反覆有腰痛問題，還會伴隨腰痠、頻尿、膝蓋痠軟等症狀，常見於腎氣虧虛的中老年人。

　　還有我們醫生看診時間很長，其實也非常需要練功，我每次練到大雁功裡的尋食招式，還有回春功裡的擺尾、探海功法，都會明顯感覺腰椎鬆了，腰也不痠了。

壓力引發健康危機 4

不通則痛，全身痠痛好不了

若肌肉筋骨僵硬，會導致肩頸氣血循環出現瘀堵，
所以現代大部分上班族幾乎都會肩頸痠痛。

健康失衡表現
肌肉緊張僵硬，頸部、背部、腰部
痠痛、關節僵硬麻木、下肢沉重發
涼、手心腳心燥熱，但體溫正常。

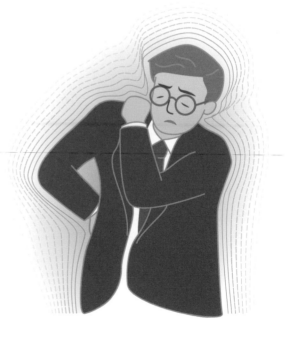

現代社會的工作型態需要長
時間盯著電腦，或是低頭滑手
機，這對於身體施加了很大的外
部壓力，容易造成肌肉過度緊
繃，首當其衝傷害到的，就是頸
部健康。

● 肌肉僵硬，氣血瘀堵找上你

因為肌肉筋骨僵硬，會導致肩頸氣血循環出現瘀堵，所以現代大部分的上班族幾乎都有肩頸痠痛的毛病，如果長期不改善，甚至會演變成頸椎病。

還有，長時間姿勢僵硬，也很容易成為「落枕」一族。中醫把落枕稱作「失枕症」，西醫則稱「急性頸椎關節周圍炎」。

如果從氣功學的角度來說，落枕其實是一種「筋縮」的現象，道家養生有「筋長一寸，壽延十年」的說法，筋骨越柔軟的話，人越健康長壽。

反觀現代人工作過勞，或是作息不當、熬夜、睡不好覺等等，日積月累地耗損氣血，氣血不足以滋養經絡、血脈，導致筋骨難以伸展，就容易發生落枕了。

專家觀點 陳彥伯中醫師

肩頸氣血循環差，
痠疼落枕反覆發作

很多人因選用了不適合的枕頭，導致頸椎問題更嚴重，而且經常反覆落枕。再嚴重一點，可能造成頸部椎間盤突出、長骨刺的狀況，如果又不幸壓迫到神經，就可能導致手麻。

落枕同時牽涉到脖子跟肩膀這區塊的肌肉，很多時候，脖子發緊是從肩膀僵硬延伸上去的，一旦肩頸肌肉急性發炎，就變成落枕。

人之所以會反覆落枕，有 3 種原因：第 1 種就是肩頸肌肉太緊繃，造成單邊脖子容易反覆落枕；第 2 種是本身頸椎有結構性問題，比如說有輕微的錯位，導致其中一邊特別容易落枕；第 3 種是因壓力、勞累、熬夜等因素，加速肌肉緊繃，導致局部氣滯血瘀，也容易產生反覆的落枕。

中醫通常以針灸，放鬆頸部緊繃的肌肉來改善。我自己則是透過練周天顫掌氣功，對放鬆肩頸很有幫助，還有回春功可以鬆到肩膀及腰背，也會幫助頸部肌肉放鬆。

陰陽失調，身體慢性發炎

道家養生強調「濁氣不排，健康不來」，
我們的身體每天都需要倒垃圾，這些垃圾廢物，
就是我們身體的濁氣。

健康失衡表現
容易火氣大、長痘痘、內分泌失調，易有虛胖、疲乏、便祕、痔瘡、高血壓等問題。

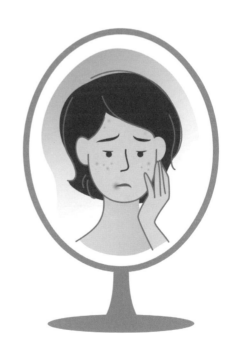

身體的慢性發炎，在感受到壓力時會讓內火加劇，就像是一壺水在爐子上一直燒，我們體內的津液、陰血不斷地耗損，陰就虛了。一旦人體陰陽平衡被打破，津液少了，相對來說陽就增多，所以此時人體內的陽氣並不

是真的變多，而是一種虛火，會以心慌、氣短、疲乏、便祕、痔瘡等問題反映在生理現象上。

舉個例子，現代人承受太多壓力，再加上飲食不規律、長期久坐等不良生活習慣，每個人多少都會排便不順或便祕。如果形成慢性便祕，體內總是宿便堆積，不但影響身體正常代謝，還會使體內反覆吸收毒素，相當於慢性中毒，是人體衰老、肥胖和疾病的元凶，對健康危害很大。中醫理論提到，大腸跟肺互為表裡，會相互影響，故肺氣充足，才能推動大腸之氣，排出身體濁氣，大便就會通暢。

●● 調節肺氣，排出體內汙濁

《黃帝內經》指出：「病在肺，俞在肩背」，如果發現自己大便乾燥，表示大腸經有內熱，通常也會有肩部僵硬、痠痛甚至麻木的現象，這時候只要多練疏通肩背的功法，就能有效調理改善。在我的教學經驗裡，很多人在練習顫掌時，最快有感覺的地方就是肩膀和背部放鬆，其實就是調節肺氣的反應。

我們的身體每天都需要倒垃圾，這些垃圾廢物就是我們身體的「濁」，道家養生強調「濁氣不排，健康不來」，一代宗師張三豐活得長壽又健康，這跟他天天練功一定有關聯，只要大便通暢不便祕，自然一身輕鬆！每天練功疏通經絡，調動氣血，就能讓肺經和大腸經保持暢通，肺氣一足，大腸之氣增強，身體排濁的能力也會變好，對人體的消化、吸收、排泄有雙向調節的作用。

壓力大元氣虛，拉不出真火大

　　在我的看診經驗中，因為便祕來求診的病人占最多，有的是 3、4 天甚至 4、5 天才排便一次，有的人是想排便但是怎麼都排不出來，真的困擾很多人。我把便祕分成 4 種類型，以我的病人來說，最主要還是「壓力型」和「虛型」便祕為多。

① 壓力型便祕

成因 原因出在「木剋土」，導致推動的氣被卡住了，造成排便困難。

好發族群 壓力大的上班族。

解方 這種人最重要的是疏肝。而我自己練大雁功和回春功時，身體特別放鬆，排便效果很好，天天順暢。

② 血虛型便祕

成因 氣血不足導致腸道很乾、缺乏潤滑，大便又乾又硬。

好發族群 容易貧血的女性、老人。

解方 需要養血，譬如女性可喝四物湯，或是多吃一些補血潤腸的食物，像黑木耳、海參、核桃等。

③ 陽虛型便祕

成因 腸道陽氣推動無力，不容易排便。

好發族群 怕冷的年長者，愛吃冰、腸道寒氣重的人。

解方 可多喝薑湯，有溫暖腸道，幫助推動的作用。

④ 燥熱型便祕

成因 由於腸道的火氣很盛，導致腸道大便乾燥。

好發族群 氣血很壯實，火氣很大、易長痘痘的人。

解方 適度食用水果、仙草、綠豆湯等，有助腸道退火。

氣不調和，情緒很失控

憂愁過度，會使上焦的氣閉塞不能暢行。
不良情緒的產生，其實是人體氣不通的表現，
也就是中醫常說的「肝氣鬱結」。

健康失衡表現
容易情緒不穩、胡思亂想、敏感多疑、多愁善感、恐懼害怕、坐立不安、沒耐心、精神恍惚，對什麼都不感興趣。

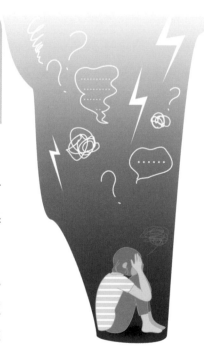

壓力引發的健康危機，也常讓人情緒失控，一定要注意。舉個例子，有一名學生跟我分享，練功前常常莫名鬱悶，以前她只要在密閉空間，就覺得快要窒息，連搭飛機都會跟空姐要脾

氣，吵鬧著要「開窗戶」，完全不能控制自己的無理取鬧。練功後，她的脾氣大轉變，到處結交朋友，四處遊樂，幾乎判若兩人。

高強度的工作壓力，使人經常處在緊繃的狀態，影響全身經絡氣血循環，而使經脈、臟腑產生瘀血，導致心情鬱悶、焦慮，甚至常覺得無力、疲勞等身心問題。氣血陰陽失衡，連帶臟腑失調，易怒、煩躁、憂鬱就都一併找上門來了。

人體的系統之間是相互關聯的，當一個人處於急躁、激動、焦慮等情緒當中，會引起內分泌和神經系統的功能紊亂，同時也影響到血管的收縮和舒張的平衡。

而我們皮膚表面密布著的微血管自然會連帶受影響，最後引發了皮膚毛髮的病理表現，這真的是「牽一髮而動全身」。

●● 心中鬱悶，從舒緩肝氣鬱結著手

現代醫學證明，76％的疾病都是由情緒而生，正是所謂的「病由心生」、「七情致病」！

中醫裡講，凡怒傷肝、喜傷心、思傷脾、憂傷肺、恐傷腎等不良情緒，都會造成臟腑氣血功能的紊亂和失調，導致陰陽失衡、經絡受阻、氣血瘀堵，而形成疾病。

《黃帝內經》說：「愁憂者，氣閉塞而不行。」就指出憂愁過度，會使上焦的氣閉塞不能暢行。

不良情緒的產生，其實是人體氣不通的表現，也就是中醫常說的「肝氣鬱結」，所以反過來說，肝的功能要強大，才能對外抵抗病邪，對內紓解壓力。

　　中醫治病是去調理體質，例如幫助病人肝氣流暢，或去強盛心的氣血，而練功也是如此，調整氣血不足或過多的地方，達到氣血平衡。

　　而練氣功是透過伸展肢體的招式，幫助肝的氣血充足，不但能調整到臟腑，達到疏肝解鬱，紓解壓力的作用，練習釋放內心深處的壓力，會發現內心的鬱悶無形中被消解了。

壓力一來睡不好，
挑動敏感的神經細胞

長期壓力對睡眠品質會產生一定影響，
特別是深度睡眠減少，以及睡眠容易中斷，
都會嚴重影響一個人的記憶、神經、心血管系統。

在每天的睡眠過程中，做夢是很正常的生理現象。一夜無夢、一覺到天亮，是品質好的睡眠；相反的，如果整夜多夢，或是惡夢連連，醒來後覺得特別地累，自然就是睡不好，睡眠品質較差。

通常我們躺在床上 10 ～ 15 分鐘就會進入睡眠，正常睡眠可分成「非快速動眼期」，和「快速動眼期」兩種狀態。而做夢大部分就是發生在快速動眼期這個睡眠階段。

科學家很早就觀測到，人在快速動眼期的睡眠狀態下，眼皮下眼球快速地活動，還有心跳頻率加快、血壓升高、肌肉鬆弛等表現，這種本能，我們就視為人體的自動駕駛功能之一。

●● 什麼是睡眠週期循環？

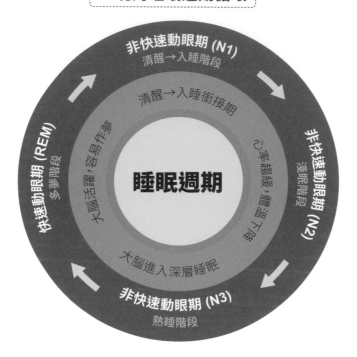

一晚的睡眠週期循環

非快速動眼期 (N1)
清醒→入睡階段

非快速動眼期 (N2)
淺眠階段

非快速動眼期 (N3)
熟睡階段

快速動眼期 (REM)
多夢階段

睡眠週期

清醒→入睡衝接期

大腦活躍，容易作夢

心率趨緩，體溫下降

大腦進入深層睡眠

人在睡眠狀態下，依據腦波與眼球運動的不同，分為非快速動眼睡眠期（non-rapid eye movement, NREM），和快速動眼期（rapid eye movement, REM）兩種型態，由不同的腦神經中樞控制。

通常一個晚上的睡眠，會經過 4 ～ 5 個 NREM-REM 的週期循環。一個睡眠週期從非快速動眼期的第 1 階段（N1）開始，循序進入 N2、N3 階段，睡眠由淺度到深度，再由深度回到淺度，然後進入快速動眼期的第 4 階段，每個週期大約持續 90 分鐘左右，再周而

復始到下一個循環。

從睡眠時的腦波記錄中發現：

第 1 階段（N1）開始昏昏欲睡，但還能聽見周圍發生的事情。

第 2 階段（N2）進入淺眠期，很容易被吵醒。

第 3 階段（N3）進入熟睡期，也就是深度睡眠，約占總睡眠時間的 15% ～ 20%。此時腦波頻率降到了最低，血壓、呼吸和心跳頻率也降到了一天中的最低點。

熟睡中的人很難被喚醒，假使強行喚醒，一下子也是迷迷糊糊的，因為這個階段的睡眠，正在進行大腦儲存記憶，以及身體的修復功能，最能緩解疲勞。

第 4 階段 進入多夢期，也就是快速動眼期（REM）。

研究人員發現，當人類處於這個睡眠階段時，眼球以非常快的速度向各方向運動，此時腦波迅速增加，相當於人完全清醒時，雖然在睡夢中，大腦卻已經在忙碌運作，進行資訊的加工處理。

◐ 面對壓力，本能的心理恐懼

睡著時，我們的意識暫時中斷，對外界刺激的反應能力也會降低。研究發現，週期性的快速動眼睡眠後，常伴隨著短暫覺醒，就是為了讓動物在睡眠的同時，還能夠對周圍環境保持一定的警覺，以及面對危險時保有反應能力，這是動物與生俱來的自我防禦本能。

隨著社會的演進與發展，人類在睡眠過程中，不再需要應對自然狀況下天敵的威脅，但我們的壓力並沒有減少，動物本能的恐懼

仍在！

　　包括工作壓力、社交壓力、不當的睡眠姿勢壓迫、疾病狀態的身不由己，這些外界刺激對睡眠影響更大，越來越多人出現各種睡眠障礙，如失眠、多夢、淺眠、易醒等。

　　如果說，快速動眼睡眠的功能，與動物逃避威脅天敵（＝壓力）有關，你一定跟我一樣好奇，若是長期處在壓力的刺激下，快速動眼睡眠結構，會出現什麼樣的變化呢？

　　國外就有研究人員針對實驗室老鼠進行慢性壓力的模擬測試，結果發現長期壓力刺激下的小老鼠，快速動眼睡眠時間延長，並出現片段式睡眠，是最顯著的改變。

　　由此也證明，長期壓力對睡眠品質會產生一定的影響，特別是深度睡眠減少，以及睡眠容易中斷，這對一個人的記憶、神經、心血管系統都有嚴重的影響。

　　而睡眠問題長久不解決，對生理心理都會造成更大傷害，包括例如高血壓，心臟病機率也增高。還會增加中風、肥胖、糖尿病、癌症、失智症和憂鬱症等風險。

◐ 維持睡眠的規律

　　睡眠，是自發的靜息狀態，也是一種自然的節律。我們可以用自主意識控制要不要熬夜，也可以用鬧鐘控制自己要睡多久，幾點起床。

　　但是也有超出自主控制的部分，像是人體的生理時鐘（biologic

clock），身體的自動駕駛，我們無法用大腦意識去控制，它卻自動掌控著人們一天 24 小時的作息節律。

睡眠是天下第一大補藥。睡眠是維持生命活動最基本的要素之一，有良好的睡眠品質與規律，身體就可以快速啟動自我修護臟腑的功能。

例如每天晚上 10：30 準時入睡，第 2 天早上 6：30 準時醒來，要做到這樣的規律性，必須使我們人體的生理時鐘，和身體的自動駕駛平衡保持一致性。

生理時鐘，就是存在我們大腦裡的自動計時器，可以調控管理日常睡眠和清醒的規律性，讓我們在固定的時間產生睡意，這是生理時鐘在驅使我們睡覺。第 2 天即使沒有鬧鐘，也能在固定的時間內醒來，也是生理時鐘喚醒我們的。

●● 身體自駕系統的精妙

再說身體的自動駕駛，人體很多本能，不受大腦意志控制，例如呼吸、心跳、流汗、體溫調節、消化等，身體會自動自發運作的功能，相互調節，讓我們渴了會想喝水，餓了要吃飯，睏了想睡覺。通過這些生理反應，驅使我們去補充能量，暫時休息，增加自我修復時間，使人體得以維持內在的平衡。

當作息規律時，生理時鐘和自動駕駛的步調是一致的，時間到了就能入睡，睡飽了人就清醒。

相反的，有人經常熬夜晚睡，或者失眠，白天睡懶覺，睡眠規

律和體內平衡就被破壞了。

人體這套自動駕駛系統，非常容易受到情緒和外部刺激的影響，使自動駕駛亂了套！很多人就發現，怎麼一躺下就覺得喘不過氣？

有的人會聽到心臟撲通撲通地跳；也有人夜裡睡覺會盜汗、被熱醒；還有人會因消化不良，胃食道逆流而失眠，或是中斷睡眠。

這些睡眠障礙問題，在醫學上常常被歸因於自律神經失調。自律神經就是人體最大的自動駕駛系統，又稱為植物神經，與我們的生理指數、生理時鐘關係密切。

人類和植物都會跟著大自然產生呼應，如果沒有呼應好、對應好，就會影響我們的自律神經。

「壓力型失眠」，
導致神經紊亂失調

過大的壓力會導致神經功能出現紊亂，失調的狀況，
常表現在身體的疼痛，還有睡眠的障礙上。

　　人體構造複雜又神奇，如同精密的自動駕駛，大腦是整個身體的控制中心，神經則負責資訊的傳導，聯繫大腦與身體的溝通。我們體內有成千上萬的神經，能接收大腦傳遞的信息，並整合來自周圍的資訊，然後告訴我們的身體如何反應。

　　當我們遇到緊急狀況，或感受到壓力時，身體的自動駕駛會產生一些非自主的變化，例如心跳加速、開始出汗、肌肉緊繃，甚至口水減少，嘴巴變乾。

　　這時候我們可以用深呼吸來舒緩神經，讓自己平靜下來，直到危機解除或是不再感到壓力了，心跳又自動恢復正常，呼吸變平穩，肌肉也會放鬆。這些都是通過周邊神經發揮作用，我們的身體和大腦之間的聯繫才能夠完成工作。

縝密的人體神經網

中樞神經系統（CNS）由腦和脊髓組成，是人體這部精密儀器的控制中心。從中樞神經延伸到身體各個角落的細小神經，就是周邊神經系統（PNS），我們所有的自主和非自主動作、反射動作和有意識動作，都是由周邊神經所發起。

由腦部發出的周邊神經是腦神經，有12對，主導人體視覺、嗅覺、聽覺、味覺、表情、平衡感等。

從脊髓往外發出的是脊神經，有31對，負責傳遞訊號，並控制軀體和四肢的反射。

另有自律神經，不受自主意識控制，這套身體自動駕駛系統，不僅用來處理壓力，面對緊急狀況，同時全年無休地維持血液循環、呼吸、消化吸收、泌尿、代謝、內分泌、免疫等生命活動的正常運作，與人體的吃喝拉撒睡息息相關。

遍布全身的神經網

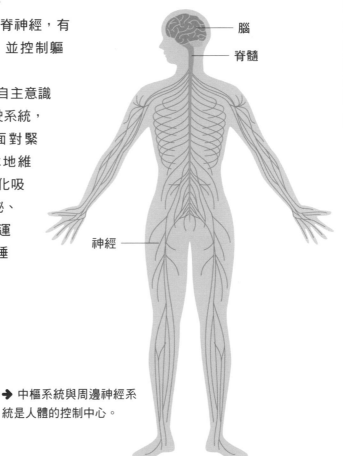

腦

脊髓

神經

➔ 中樞系統與周邊神經系統是人體的控制中心。

如果長期在焦躁、憂慮等情緒壓力的傷害下，大腦就很難有效地整合神經傳遞的所有訊息，而神經系統也無法相互調節，在抗壓力和休息之間不能自動切換。過大的壓力會導致神經功能出現紊亂、失調的狀況，常表現在身體的疼痛，還有睡眠的障礙上。

●● 失眠是腦神經衰弱的前兆？

隨著年紀的增長，身體機能老化，人越來越容易不好睡。而壓力又是加速老化的推手，使得血液循環變差，臟腑得不到滋養而提早功能退化，身體產生病痛或慢性病，還會影響情緒起伏，心情不好，長期惡性循環導致持續性失眠，引發各種睡眠障礙，壓力無疑是睡眠的頭號殺手。

我們的全身有血管、神經和經絡密布，一旦氣血循環不良，就會全面性地加速衰老，發生血管硬化、神經萎縮、經絡瘀堵等問題。同樣地，在神經系統方面，任何一條神經萎縮或衰竭，都可能導致人體器官功能下降，也會直接反映在我們的筋骨皮肉上。

比方說，細胞再生神經的功能下降，臉上的皮膚出現鬆弛、皺紋，頭皮毛囊老化而掉髮；視神經老化，讓人眼睛痠眼睛累、老眼昏花、視力退化；聽覺神經老化會重聽、耳背、耳聾。其他像是反應遲鈍、記憶衰退、腿腳不利，也都跟神經的老化或失調有關。

你可能聽過有人說：「我最近神經衰弱，都睡不好」，或是「我幾乎天天失眠睡不著，都快要神經衰弱了」。雖然神經衰弱的人，大約 96% 都有失眠的主要症狀，但其實神經衰弱並不等於失眠。

什麼是神經衰弱症？

　　神經衰弱，指的是腦神經長期處於過度緊張的狀態，腦內的興奮與抑制功能失調，患者會覺得疲勞、衰弱、情緒暴躁或是低落，並且慢慢由心理開始影響生理，出現各種身體不適感和睡眠障礙，如頭痛、頭暈、失眠、肩頸僵硬或是腸胃道症狀，病程通常會持續超過 3 個月，即使休息也不見好轉。

　　從睡眠的過程來說，是腦幹及大腦皮質間交互作用，加上許多神經傳導物質居間作用的結果。如果我們的身體得不到足夠的養分，整個身心狀態都會變得紊亂。

　　特別是壓力大、生活不規律還有性格壓抑的人，就很容易發生自律神經紊亂。例如經常熬夜晚睡，長期睡眠不足，會抑制大腦神經傳導物質的製造，影響荷爾蒙和自律神經的穩定與平衡，造成神經失調、紊亂和老化，並出現煩躁焦慮、頭痛頭暈、失眠多夢、心痛心悸等症狀。

● 自我調節，修護睡眠的方法

　　在我超過 20 年的教學經驗中，很多學員來找我學氣功前，十之

八九都有神經失調的狀況，今天這裡痠，明天那裡痛，平常睡眠不足，飯也吃得少，只要一點動靜或緊張就睡不好覺。更嚴重的，常常因焦慮而失眠，又因失眠而更焦慮，最後形成慢性失眠。

除了醫學上的治療外，還有一種 CP 值高又有效的方法就是運動。國內外許多相關文獻都證實了，運動可以提高睡眠品質，改善睡眠障礙，包括：運動可以縮短入睡時間、加深睡眠深度、減少失眠的情形發生；下午或傍晚運動，對於改善睡眠品質具有效果；從事輕度與中度運動習慣，可幫助入睡以及使人感到安寧。

我們每個人的生命中都一定會遇到壓力，遇到挑戰，這些壓力會傷害人體的自律神經，造成我們身累心更累的狀態出現。所以需要有一個好的調節方式、好的對應功法，來幫助我們調節這些壓力產生的隱形傷害。

我在全世界推廣的氣功運動，**通過神奇顫掌功調動微循環，改善和預防血管老化問題。再輔以神奇正陽功舒緩神經緊張，調節神經紊亂，改善睡眠與身心失衡狀況。**對於睡眠品質的提升有很好的效果，是因為我們是從整體調整陰陽平衡，只要臟腑機能運作良好，失眠問題就能改善。

我的學生方小姐說，現在睡前都會專注在呼吸吐納上，身體很放鬆，內心很平靜，「一呼一吸」很快就睡著了，偶爾也會做夢，但大都一夜好眠。她還發覺，這段時間因為睡得好，最明顯的變化是情緒起伏沒以前大了。

壓力指數測量表

請仔細閱讀每個敘述，選出與平時的自己最相近的選項。

	自我檢測	是	否
1	最近是否經常感到緊張，覺得工作總是做不完？		
2	最近是否老是睡不好，常常失眠或睡眠品質不佳？		
3	最近是否經常有情緒低落、焦慮、煩躁的情況？		
4	最近是否經常忘東忘西、變得很健忘？		
5	最近是否經常覺得胃口不好？或胃口特別好？		
6	最近 6 個月內是否生病不止一次了？		
7	最近是否經常覺得很累，假日都在睡覺？		
8	最近是否經常覺得頭痛、腰痠背痛？		
9	最近是否經常意見和別人不同？		
10	最近是否注意力經常難以集中？		
11	最近是否經常覺得未來充滿不確定感或恐懼感？		
12	最近是否氣色不太好？		

自我檢測解析

請統整上述 12 個問題中回答「是」的次數，次數越多，代表你的壓力越大，可從下列的建議中尋求幫助。

＜ 3 個是：你的壓力指數還在能負荷的範圍，請記得保持運動習慣和作息規律。

4 ～ 5 個是：生活中的壓力已經開始困擾你，雖然能勉強應付，但必須認真學習壓力管理，找到有效的減壓方式。

6 ～ 8 個是：你累積的壓力很大，除了可以尋求心理衛生專業人員協助，接受系統性的心理治療外，最好配合身體鍛鍊，積極調理改善身心失調狀況。

9 個以上是：你目前為止承受的壓力已經很嚴重，建議尋求精神專科醫師的幫助，依醫師處方用藥物治療與心理治療，幫助你的生活趕快恢復正常軌道。

吐納放鬆情緒，化解壓力與焦慮

當我們呼吸吐納時，身體會形成一個「吐故納新」的能量場，
這個能量場可以將不好的濁氣排出去，把好氣納入身體中。

劉小姐每天早上 5 點左右醒來，總覺得沒睡飽，但是也睡不著了。因為早起，上午偶爾會犯睏，到了下午更容易犯睏，渾身沒勁，她知道自己精氣神不太足，經過練習吐納法一段時間，效果出來了，明顯感覺呼吸更順暢，精神變好，精力充沛，身上沒有疲憊感和乏力感了，整個人神清氣爽，心情愉快。

呼吸，是體內臟腑氣血運行的基礎，好的呼吸，可以把天地大自然的能量帶入體內，能讓身體自動接收到外界的信號，能自動調節我們的身體，去適應季節更替的氣候變化。

反過來說，如果我們內在長期處於壓力之下，外在接觸的又是汙濁的空氣，人就不能好好呼吸，體內環境也連帶變得汙濁，大腦反應遲鈍，臟腑機能低落，免疫力下滑，身體的調節能力和適應能

力都會變差。

對人體來說，當我們在呼吸吐納的時候，身體會形成一個「吐故納新」的能量場，這個能量場可以將不好的濁氣排出去，清理身體裡的垃圾毒素、清除負能量、趕走雜念；再把好的清氣納進來，達到補充能量、靜心、療癒的作用。

呼吸順暢的同時，肺活量也會明顯提高，不再感覺喘不過氣來，吸氣時，也覺得能夠吸得比較深。通過練習氣功，改變呼吸方式，能更好地調整和控制自己的氣息。心情愉悅了，煩心的事就少了，即使遇到不順心、不如意的時候，也能很快地調整自己的情緒。

●● 微循環暢通，補養氣血能量

這樣的效果就是氣功學所說的「氣行則血行」，我們的身體要健康，靠的是氣血運行，其中，「氣為血之帥」，血液的流動一方面靠我們的心臟泵浦，另一方面則是靠「氣」的率領。

一旦「氣」出了問題，氣不通，會造成氣滯血瘀；氣不足就會氣虛，供血不足就是血虛，這些都會造成身體經脈的堵塞，以及微循環不通暢，嚴重的還會引發心腦血管病。

我們身體裡面分布著大小血管，大血管就是大動脈，小血管就是微循環，包括頭部、手腳這裡的小血管特別狹窄，更容易堵塞，比如頭部微循環差，心腦血管就容易堵。而氣血不足的人，因為循環不良，營養輸送不到身體末梢，新陳代謝也會變差，很容易感到渾身乏力、睡不醒、想睡、沒精神、手腳冰涼、便祕等現象。

●● 慢呼吸，讓氣更足更順暢

通過補氣，可以解決氣血不通，氣血不足的問題。補氣的方法很多，練氣功是比較簡單直接補充氣血的方法，對人體全身的氣血循環都有幫助，不但能夠提升我們的臟腑功能，就連手腳、頭部這些微循環差的地方都能改善。

練習氣功的慢呼吸，讓我們的氣更足、更順暢，身體裡面有更多的氣帶動，推動血液循環，輸送養分，促進身體代謝。只要氣血足了，經絡通暢了，我們的身體就會健康，各種疾病、身體疼痛也就消失了。這也是我常常告訴學生，「通則不痛，痛則不通」的道理。

我的學員中，女性占了 7 成以上，很多人練功前有胸悶、氣短、貧血、睡不好等各種問題，他們經過一段時間練功調理氣血後，身體健康都得到明顯改善。

學員蔡小姐說：「練氣功一段時間之後，發現呼吸比以前順暢，可能是以前壓力大，常胸悶，最近正在加強吸氣時胸腔擴大的張力，胸悶狀況減輕了，吸氣也吸得比較深長。我很喜歡練功，改變了白天上班急躁的性格，凡事放慢腳步，不急躁也較不會誤事。」

●● 呼吸減壓，讓自己喘一口氣

每個人面對各種壓力、不正常的氣候、不良的情緒，使身體每天產生很多濁氣。濁氣不除，會阻礙氣血的運行。再加上年紀的增加，身體的代謝能力減弱，濁氣廢物排不掉，就會囤積在體內，久

了便會危害人體健康。

　　特別是高壓力的現代人，長期思慮過度，所謂「思則氣結」，心裡經常糾結、焦慮、緊繃，腸道也不會通暢。當底下積滯堵住了，上面就沒有胃口，人不想吃東西，也就沒有氣血能量的來源。

　　再比方說，很多人一有壓力就開始犯頭痛，鬧耳鳴，也跟清陽不升，濁陰不降有關。

　　《黃帝內經》說：「頭痛耳鳴，九竅不利，腸胃之所生也」，意思是臟腑之間氣不調和，就會發生頭痛耳鳴、耳目口鼻等竅門閉塞不通的現象。所以人體一定要常保氣血通順，才能升清降濁，腸胃通暢，自然解決頭痛耳鳴等問題。

　　生活在忙碌的現代社會，許多人總是說沒辦法放鬆，其實在生活中找到宣洩壓力的養生方法，是每個現代人必備的生存技能。

　　神奇正陽功可以幫助到每個人，訓練自己的呼吸均勻深長，重複練習可有效排出體內濁氣，幫助身體細胞含氧量增加，並有穩定心情、舒緩緊繃情緒的作用。

　　另一位學員徐小姐也分享了她的改變：「練功除了讓身體循環變好，也在不知不覺中改變了心境，自然而然的，我變得越來越心安、愉悅。」

　　通過和緩柔軟的氣功動作，練習慢呼吸和慢運動，緩和緊張焦慮的身心，讓自己多處於輕快的好情緒當中，每天給自己 10 分鐘練習舒壓解鬱，有練就會有效果。

見證分享　請你聽我說

深呼吸，在壓力中學會冷靜

⤳ 氣功學員──杜同學 ⤲

　　杜同學說，自從跟彥寬老師學氣功後，再次驗證老師說的，早上練功能讓頭腦清晰、沉著冷靜的好處。

　　她提到：「昨天早上練完功，先接到姪女臨托 2 歲寶寶的訊息，才剛結束通話馬上接到姊姊通知下午要送媽媽進急診！沒想到，我仍然可以開心帶著娃娃去公園挖石頭、溜滑梯，自己玩得比小孩更像小孩，同時，聯繫姊姊如何從 A 醫院急診緊急處理，再轉診 B 醫院急診接續治療、等病房。等姪女下班來接寶寶時，順道載我去醫院和姊姊換手，真是超完美演出。」

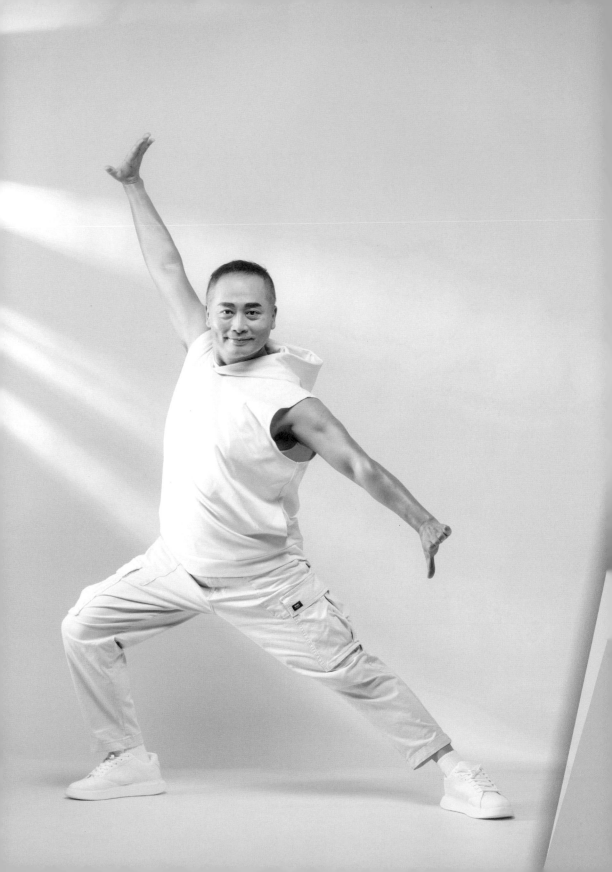

第二章

易有睡眠障礙的
6大族群

現代社會的腳步忙碌，

導致人們難以成眠，

甚至衍生出各種大大小小的毛病，

本章將易患睡眠障礙的族群分為 6 大類，

從根本深度剖析成因，

並提供對症解決之功法！

臟腑失調，健康亮紅燈

人體存在陽和陰 2 種能量，當陰陽失衡，
五臟六腑的調節也會陸續出現問題……

　　身體上的疾病成千上萬種，有的有名稱，有的有病名，有的是症狀，有的沒名稱，有的是常見病，有的是疑難雜症。不管疾病有多少種，又多麼難治，從中醫養生學的角度，病理只有一個，就是陰陽失衡。

　　我教功二十多年，親眼見到許多人的生命受疑難雜症困擾，因氣功練習調整後，陰陽氣血達到平衡，每天為自己的身體加一分的元氣，經過百日修練元氣累積，不可思議的奇蹟發生，同學們又重獲健康。

●● 人體內的陰陽平衡

　　人體存在陽和陰 2 種能量。陽，代表無形的氣，是人體內的動

能，如同火力；陰，代表有形的物質，指的是人體內所有的體液，如同水液。這 2 種能量組成人體的生態，陰陽水火相互協調，相互為用，讓我們的五臟六腑能夠正常運作，啟動人體奇妙修護工程。

身體出現各種大小疾病，都跟陰陽失衡有關係。陽氣過多則身體動能過大，消耗太快，就容易提前能量耗盡，出現各種急性的突發病症；陰液過多則人體的水液代謝出問題，各種小毛病特別多，慢性病纏身，所以有句話說「陽高壽短，陰重則病」，一旦陰陽失衡，就會百病叢生。

◐ 心陽與心陰

舉例來說，心臟的陰陽必須平衡，若心臟的陽氣不足，人體就好像大地失去陽光，陷入陰霾中，變得渾身發冷，精神不振。

若身體水分過多，無法轉化成動能，出現水腫，心臟功能也會受到影響，初期有可能心臟肥大，慢慢可能演變成心臟病甚至心臟衰竭。

而一個人如果心陰不足，就會出現心悸、氣短、體力不足、容易疲倦、失眠健忘。就像機器因為潤滑不足而空轉或者失速，在人體就容易引發心律不整、動脈硬化、心臟病等問題。

● 五臟六腑與全身功能相互對應

根據白雁時尚氣功的大雁五行相生法，人體的五臟與全身系統皆有關聯，詳見 P.79。人的身體如同一個小國家，五臟是中央政府，六腑是地方機構。

心是皇帝，肝是將軍，脾是行政總管，肺是宰相，腎是財政部，想活得好，體內這個國家就要運作順利，每個職位需要協調、互補、平衡，持續健康的進行人體活動與新陳代謝。

我教過一個學員，來學功時一直抱怨心臟不好、胸悶、喘不過氣，而且有發作過一次心肌梗塞，送到醫院，因為還不到需要置入支架的程度，醫生開了藥，讓他回家調養。他很惶恐，決定來練功。

第一次看到他，夏天還穿長袖，他說很久沒出汗了，但是晚上睡覺，總是一身冷汗。

看過他的氣色，我確定是陽氣不足所引發，再看一下他的手，連手指關節都發青了，顯然問題嚴重。他自己吃了很多活血化瘀的藥，結果情況更嚴重，晚上睡不著，喝水就尿，一個晚上起來 3、4 次，然後就再也睡不著，這樣折騰了半年，人越來越累，變得浮腫又憔悴。

練功後，他最開始的反應就是出熱汗。然後就是不停打嗝，還吐出很多的痰。其實這些都是身體陰寒凝滯的毒素，練功後逼出來了。2 個月後，他的身體開始回溫，不再怕冷，以前晚上易出汗，現在也變正常了，白天出汗，晚上少出汗。最重要的是，腰不再痠痛，頻尿的問題也改善了。

陰陽與五臟對應圖

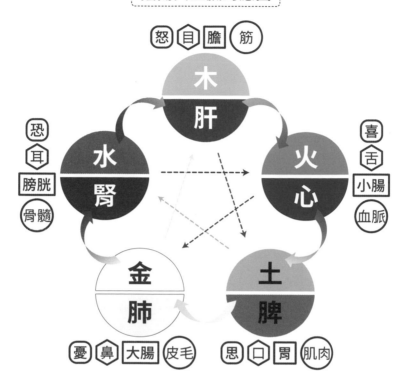

↑ 實線箭頭表相生，如木生火；虛線表相剋，如火剋金。

五行	火	土	金	水	木
五臟	心	脾	肺	腎	肝
五腑	小腸	胃	大腸	膀胱	膽
五竅	舌	口	鼻	耳	目
五體	血脈	肌肉	皮毛	骨	筋
五色	紅	黃	白	黑	青
五意	喜	思	憂	恐	怒

⬤⬤ 壓力破壞體內生態平衡

所以說陰陽平衡，身和心才能和諧，保持一致，不管外在如何變動，我們的內在都能維持穩定。而現代人陰陽失衡及身心失調的來由，大多是長期的壓力，或抗壓能力減低而導致的。

壓力會累積在精神上，出現急躁、焦慮、抑鬱等負面情緒；同時也累積在身體，表現出疲憊、失眠、月經不調、皮膚病等狀況，還會成為疾病的種子。

國外研究指出，70～90% 的慢性疾病都跟壓力的累積有關，包括胃病、高血壓、心臟病、腫瘤等。

近幾年，很多疑難雜症找不到原因，都跟壓力引發自律神經功能失調有相關性，像是失眠、焦慮恐慌、心悸、胸悶、記性變差、難以專注、頭暈、全身無力、手腳冰冷，或腸道功能不佳，如腹脹、便祕、腹瀉等。

醫學界就把這些身心不適症狀，然而在器官上並沒有明顯病變的問題，統稱為「自律神經失調症」。

自律神經正常運作時如同車子的自動駕駛，而自律神經失調，如同失控的自動駕駛，例如該踩煞車的時候卻踩油門加速，該向前行的時候卻又誤踩了煞車難以前進。

而自動駕駛究竟掌握了人體的哪些行為？當駕駛失衡，又會產生哪些不良反應呢？詳見右圖。

自動駕駛失衡常見症狀

身心部位	自動駕駛如何運作	失衡表現反應
頭、頸、眼	瞳孔放大縮小 淚腺／唾液分泌	頭痛、耳鳴、口乾、兩眼脹疼 乾澀、喉嚨有異物感
胸部	支氣管與血管擴張收縮 心跳快與慢	胸悶、氣短、氣急、憋氣 呼吸困難、心跳加快 心慌、心悸
腹部	促進或抑制消化 胃腸蠕動膀胱收縮	胃痛、打嗝、腹脹、腹瀉 便祕、尿頻、胃食道逆流 消化不良
手腳關節	關節靈活、行動自如 自動收縮、伸展	四肢沉重、身疲乏力 肌肉痠痛、脹痛 頸椎、腰椎、胯骨 膝蓋關節痠痛或疼痛
精神狀態	開心、喜悅等正常情緒 反應 適度地放下煩惱	焦慮、煩躁、緊張， 情緒不穩、失眠、淺眠 早醒、多夢、健忘 注意力不集中、反應遲鈍

◖◗ 壓力，反映我們的內在

壓力是一種內在心理反應模式，心理和生理又會互相影響，據壓力生理學研究，人類單憑想像，就能產生各種不同的生理反應。

舉例來說，想像一下自己從高樓往下墜落，光是想像就會讓自己身體緊繃起來，呼吸和心跳也會產生變化。可想而知，如果我們長時間處在一個自己想像出來的內在恐慌之中，會怎麼樣呢？

當情緒一緊張，很多人的腸胃最先產生反應，沒有胃口、噁心嘔吐、消化不良、胃炎、胃潰瘍。

情緒激動不安，會出現心跳加速，有的人偏頭痛、頸椎痛、腰椎痛、坐骨神經痛發作，還有一些皮膚病，或是免疫力降低帶來的疾病，常常都跟情緒壓力有關。

我的氣功教學重視意、氣、形三者缺一不可，練功時除了做出功法動作，還要配合意念的導引，專注當下好的意念，調身同時調心，身體放鬆，心情從煩躁轉為寧靜，排出負面情緒，這樣才能真正舒緩壓力，還會讓氣感更明顯，練功會看到更好的效果。

◖◗ 經絡暢通，壓力才疏通

我在世界各地遇到有自律神經失調症狀的人們，一定會介紹他們學和氣舒壓法，首要就是舒緩壓力，讓全身肌肉、筋骨、關節放鬆，接著經絡暢通氣血運行。同學形容練完氣功後，清爽如同從睡夢中甦醒過來。

　　李同學在練功前，也有不少自律神經失調的症狀，查不出原因，就是很累、很焦慮，全身不舒服。往往晚上該休息的時候卻無法入眠，腦子整天都在轉，停不下來，感覺自己身心分離，神經衰弱，使用藥物卻無法徹底改善。

　　直到練了功，越練人越健康，心情越來越開朗，她說：「我喜歡練功，每天只需利用短短幾分鐘，就能明顯改善痠痛和失眠，讓我精神飽滿、體力充沛面對一整天的工作。」

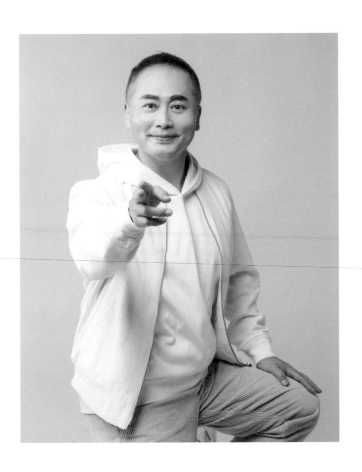

醫學界的「自律神經」， 氣功學的「人體自動駕駛」

當全身氣血充盈，人體的自動駕駛也能升降有序，
身心達到和諧；反之氣血失衡，身體就會出現各種狀況。

　　宇宙萬物都有著先天的自然規律，有秩序地運行著，一切處於完美、和諧又平衡的狀態。萬物之靈的人類也不例外。人體自帶最完善的自動駕駛系統，分秒不停地執行自動程序作業，讓我們所有的生命機制能夠自動運行，自動調節。即使睡著的時候，大腦休眠了，但是我們仍然繼續呼吸、心跳、消化、血液流動，細胞的新陳代謝還在進行，身體有條不紊地進行各項自動化作業。

　　自律神經就是人體最完美的自動駕駛系統，不受大腦支配，也不被中樞神經左右。當遇到壓力的時候，交感神經自動啟動，提供對抗壓力挑戰的爆發力與行動力。此時所有能量啟動應付壓力和挑戰，心跳加快、血壓上升、呼吸急促、肌肉緊繃、胃腸抑制蠕動。

　　到了晚上，身體必須要充電，需要副交感神經作用，放鬆休息，啟動修護力。人體進入心跳減慢、血壓下降、呼吸變慢、肌肉放鬆、

胃腸加速蠕動，幫助消化吸收的生理狀態。

人體小百科

快樂是心的愉悅，幸福是心的滿足！

　　人體真的奧妙又有趣，交感和副交感神經，控制我們的身體興奮或懶散、心情快樂或憂愁。

　　自律神經不受我們的意識控制，這套自動駕駛系統，有自己的節奏和語言。而神經之間傳遞信息，靠的是內分泌，例如「血清素」就是掌管情緒的重要神經傳導物。

　　多巴胺由大腦分泌，讓人產生興奮感；血清素則會產生出更高層次的快樂感覺，那是一種安心、平靜、溫暖、開心、幸福的感覺，很多人練功時或練功後，都會有這些感覺。

　　血清素只有 2% 是大腦分泌，90% 來自人體「第二大腦」腸道分泌，而且人體的免疫細胞 70% 在腸道，這也就是說，只要腸道舒暢了，人就能快樂又健康。

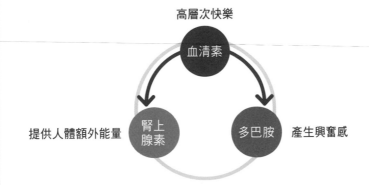

⬤ 人體自動有序才能安睡

　　從道家氣功的角度來看，人體的自動駕駛是陰陽和諧，相互平衡協調的結果。老子說：「道生一，一生二，二生三，三生萬物，萬物負陰而抱陽，沖氣以為和。」所有萬物都是一對一對產生的，陰陽是宇宙間的一般規律。包括氣和血，也是一對陰陽，中醫說：「氣為血之帥，血為氣之母」，血液循環需要氣的推動，氣又有賴於血的滋養；又說：「氣行則血行，氣滯則血瘀」，氣血之間相互依存，相互調節，也相互平衡。

　　當全身氣血充盈、暢通無阻，人體的自動駕駛也能升降有序，自然調節，正常運作，身心達到和諧。反之氣血失衡，身體就會出現各種狀況，甚至百病叢生。

⬤ 自律神經為人體的陰與陽

　　自律神經也是一對陰陽，交感和副交感神經，就像汽車的油門和煞車，各司其職，白天工作，需要交感神經，調動陽氣升發；晚上休息，由陰主導睡眠，需要副交感神經發揮作用，彼此之間相輔相成，相互制約，又相互調節平衡。

　　如果偏離了天地大自然的規律，就會加速人體陰陽失衡，包括：貪食生冷寒涼飲食、熬夜、工作勞累不斷耗傷陽氣。另外，久居室內或冷氣房裡，少接觸陽光；久坐不動，缺乏運動，結果自身陽氣不足。還有就是精神壓力過大，導致長期焦慮、緊張、抑鬱等負面

情緒堆積在身體裡，中醫講的就是心氣鬱結傷肝，肝氣受損會影響陽氣升發。

◕ 當人體自動駕駛失靈

太多的人工干預，人為的力量影響了自動駕駛系統，久而久之，原本自然和諧的平衡狀態被打破了，自律神經失去平衡，交感神經主導性越來越強，副交感神經越變越弱，就會出現各種身心失調、睡眠障礙等問題。

中醫指出「陽出於陰則寤，陽入於陰則寐」。睡眠就是陽入於陰，也就是陰陽轉換的過程。把虛浮在體表或頭上的能量引入體內，並往內收藏，向下沉降，讓充足的能量深入到體內滋養五臟六腑，這樣引陽入陰，人容易入睡，而且睡得更加沉穩。

當自律神經失調引發陰陽轉換不完整，或是陰陽失衡，一方太強，另一方太弱，能量無法轉換，就會發生失眠，睡不好覺。

用自動駕駛的概念來說，睡眠就是交感神經下班了，工作交接給副交感神經，可是現代人工作時間長，壓力指數高，又被各種 3C 聲光刺激，交感神經不斷處於興奮狀態，從白天延伸到晚上持續上班，心跳血壓都降不下來，副交感神經也被壓抑而無法正常放鬆。

這樣一味地猛踩油門，不踩煞車，導致交感神經一直加班過勞，副交感神經持續被壓抑而不能作用，漸漸地兩邊無法順利自動切換，人體自動駕駛的恆定功能被破壞，自動調節能力減弱，也讓我們的身心自癒能力跟著變差。

易有睡眠障礙的6大族群

◑◐ 易失調族群①神經失調族

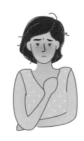

| 症狀 |

易疲勞、頭暈
心悸、失眠淺眠
血液循環變差
胸悶氣短

| 對應臟器 |

心臟

| 宜練氣功 |

和氣舒壓法
神奇正陽功‧四漫步

◑◐ 易失調族群②久坐貧陽族

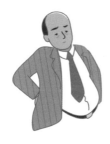

| 症狀 |

腹凸、腸胃不好
畏寒、手腳冰冷
腰痠背痛、易夜尿
睡不飽

| 對應部位 |

全身經絡

| 宜練氣功 |

神奇正陽功‧二行式

◑◐ 易失調族群③壓力邊緣族

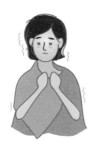

| 症狀 |

胸悶、呼吸不順
經常夜嗽、易長濕疹
大腸功能低落、頭皮屑
喉嚨卡痰、有異物感

| 對應臟器 |

肺臟

| 宜練氣功 |

大雁功
神奇正陽功‧一伸式

◉ 易失調族群④退休失重族

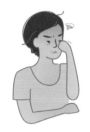

| 症狀 |

頭暈頭脹、口乾口苦
眼睛乾澀、急躁易怒
記憶退化
睡覺時易抽筋

| 對應臟器 |

肝臟

| 宜練氣功 |

神奇正陽功・六疏肝

◉ 易失調族群⑤用腦過度族

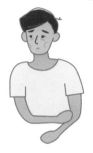

| 症狀 |

厭食、腸胃不和
思慮過度、睡覺易醒
口膩口淡、大便不順

| 對應臟器 |

脾臟

| 宜練氣功 |

神奇正陽功・三攬式

◉ 易失調族群⑥自我要求過高族

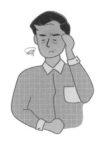

| 症狀 |

骨質疏鬆、四肢乏力
頭暈頭痛、心神不寧
記憶衰退、心律不整

| 對應臟器 |

腎臟

| 宜練氣功 |

神奇正陽功・五固腎
回春功 龜壽功

神經失調族

神經偏敏感者，容易過度解讀外界資訊，
也難以排解壓力，透過調節心氣解壓，讓睡眠恢復高品質！

徐小姐在公司擔任財務人員，認真工作十幾年，最近好不容易才升上小主管。沒想到有同事對她的升遷不滿，私底下散布不好的流言，徐小姐知道後心裡非常鬱悶。加上工作壓力頗重，精神高度緊張，整夜失眠睡不著的情況已經一個多月，漸漸她臉色憔悴，疲憊不堪，常常心煩急躁想發脾氣，有時候又情緒低落，甚至白天無法正常工作。

　　「你太敏感了！」有些人天生就比較敏感，他們的神經系統特別發達，能夠感知很多事物細微的差別，對光線或微小的聲音特別敏銳，對於一些刺激的感受更強烈，比起一般人更感性，想像力更多元，內心世界更豐富。

　　但也造成他們遇到事情容易上心，也容易對外界資訊過度加工

解讀，以至於思緒過多，思慮過重。總是容易胡思亂想、很在意別人對自己的評價、會因為一點小事產生強烈反應，也很容易受別人的情緒影響。

除了本身神經偏敏感，隨著年紀變大，壓力指數的增加，抗壓能力的減低，每個人也都可能會出現神經失調的狀況。

很多人進入中年後，會發現自己不僅對於壓力的調節能力變差，常常覺得壓力難以排解，也容易負面思考。身體的調節能力很明顯變差，包括身體肌肉緊張，持續性的僵硬、痠痛，疲倦無法消除。還有就是神經調節能力變差，很容易有睡眠障礙的問題。

● 心氣不足，影響全身人體機能

中醫說，心是五臟的君主，心臟每一分每一秒都在運作，要讓全身血液循環，維持生命系統，讓每一個細胞都能得到養分。

生活中，上班時的種種壓力，讓我們的大腦耗費許多氧氣和養分，長期下來心氣開始疲倦。「心主喜」，心氣虛了，人也笑不出來了；心臟也掌管神經系統，心氣不足，會慢慢出現許多疑難雜症，這些問題都跟自律神經失調有重大關係。

人人都有壓力，但是有的人似乎沒有太大影響，有的人卻覺得做人處事特別心累。其實是因為心氣虛了，氣不足，人就會越來越疲倦，找不到喜悅的感覺，大腦常常受到人事物的影響，不能快速地做出判斷。

晚上輾轉難眠

　　精神壓力越大，越會導致人體調節能力變差，例如很容易情緒興奮，又容易精神疲乏，常產生負面情緒難以排解，還會導致失眠、精神緊張，甚至神經衰弱。

　　神經失調的人容易晚上輾轉難眠，不易入睡，一想到白天的人事物，某個人的一句話讓自己非常介意，就容易生出負面情緒，要花很多時間，很大的力氣讓大腦靜下來，心情才能平復。其實這是非常耗費能量，反覆發生最後就會導致氣虛。

暴飲暴食

　　另外有一大部分神經失調的人會用飲食來平衡自己，透過吃多吃好來安慰自己的身心，這樣導致飲食不正常，很容易有胃痙攣或胃食道逆流，容易拉肚子甚至腸躁症的問題。

心氣瘀堵

　　許多神經衰弱的人心中有一些糾結導致氣堵血瘀，去看醫生得到的建議往往都要他們放寬心、放輕鬆，可是這群人又特別不容易放鬆。神經失調一族非常適合練習氣功運動，例如，蔡同學一開始學習入門課程——和氣舒壓法，短時間就達到行氣化瘀的效果，氣只要暢通了，神經和情緒放鬆，可以快速讓血液循環變好，全身供氧正常，大腦會放鬆，快速進入深層睡眠，同時恢復神經系統功能。

見證分享　請你聽我說

練了氣功，氣通精神足

✦ 氣功學員——蔡小姐 ✦

　　所有疼痛都會有休息的時間，只有失眠沒有！而我恰好有重度失眠障礙，曾經長達 1 年，每天只能睡 2 小時，早上再掙扎著去上班。為此我吃過安眠藥，但是安眠藥真的很可怕，會讓你睡得沉、醒得痛苦。

　　我有胃食道逆流，晚上只能坐著睡覺；從前開過刀，拿掉子宮與膽。另外，我高血壓的情況也很嚴重，血壓約 190 左右，連媽媽見了都搖頭。

　　我已經 1 年沒睡好了，但練完和氣舒壓法的第 3 天竟就能夠睡得沉了，原來幾乎不會流汗的我，開始流汗了，因為氣通了，汗也流得出來了。持續練功後，大家都說我變了，我變得愛笑，變得有精神，變得快樂了。

久坐貧陽族

**貧陽族群多為需久坐的上班族或居家工作者，
因較少接觸陽光或缺乏運動，導致氣血運行不足。**

OL 顏小姐是典型的久坐上班族，長時間使用電腦，在冷氣房坐久了，頸椎不好，睡眠也不好，每到下午就開始眼睛乾澀疲勞，頸部肌肉僵硬，腰痠腰痛是常態。晚上就寢時雖然 30 分鐘內可以睡著，但總感覺睡眠很淺，輕微的聲音和早上的光線，都會讓她提前醒來，起床後還是覺得睏和累，頭腦也很昏沉。

　　長期在辦公室久坐，再加上吹冷氣，很多上班族易出現「貧陽」症狀，在現代社會中非常普遍。從女生來看，月經失調，冬天容易手冷腳冷，臉上總是沒有血色，氣色不是蠟黃就是慘白，身體比較虛弱。從男生來看，人過中年開始掉頭髮，而且不是便祕就是拉肚子，大便不容易成形，很容易腰痠、閃到腰、膝痛腿軟，或者肩背痠痛。

● 動能生陽，氣功最有效

造成貧陽的主因有 2 個，一個是久居室內或冷氣房裡，少接觸陽光；另一個就是久坐不動，缺乏運動，都會使自身陽氣不足。

《黃帝內經》提到一個關於氣的理論，那就是「氣遇寒則凝」，氣遇寒就容易氣滯血瘀，這裡講的寒，就是冷氣，辦公吹冷氣看似很舒服，實際上很容易在不知不覺中長時間受寒，傷害到氣的運行。

所以久坐貧陽一族容易有虛火，平時天氣一熱就心情煩躁，工作一忙就毫無耐心，總是火氣大亂發脾氣，要不就是滿肚子委屈，總覺得別人對自己不公平、不夠好。這類型的人冬天怕冷，夏天怕熱，一熱就出虛汗，要不就是毛細孔完全不開合，根本不出汗。

要解決貧陽問題，最簡單的方法，就是曬太陽，接收陽氣。再一個就是要多運動，因為「動能生陽」。我都會告訴學員，氣功運動，如神奇正陽功，適合忙碌沒時間的上班族，每天只要自己準備 10 分鐘的時間練功，這個動態的「補陽」對身體幫助非常大。

● 陽氣不足，氣血虛、常失眠

90 度會殺人！當人的肢體出現 90 度直角，需要最大能量才能推動氣和血液循環。打個比方，水向下直沖時最快速也最容易，當遇見轉彎的時候，水流就會變慢，人體的血液流動也是一樣，上班族長時間坐著辦公，人體關節彎曲的地方，如腳踝、膝蓋、手肘呈 90 度，大腿和腰、頸椎和大腦連接處也幾乎呈 90 度，一旦以這樣

的狀態坐久了容易動能不足，身體就要耗損很大的能量，才能推動氣血循環。

我們的五臟六腑靠著元氣支撐，當陽氣不足，元氣虛弱，臟腑就容易下垂，因此久坐貧陽一族其中一種的身材特徵就是小腹凸出。坐太久，運動量不足，使整個氣血循環不良，瘀積在腰部和臀部，就會讓肚子無力、腰無力、屁股變大，常有腰痠、腰痛的問題。

◐ 氣血循環不通，身體百病叢生

人體從頭到腳的氣血循環都應該暢通，元氣越不足的人，血液循環越差，容易痛經或是月經血量變少，臉色蒼白，胸悶氣短，體力不足，半夜腿抽筋。

女性如果再穿高跟鞋，氣血更上不來，血液回流困難，就容易腳腫、腳脹、腳痛、蘿蔔腿，下班後會發現小腿上襪子的勒痕消不掉，這就是人開始提前老化的信號，元氣不足，氣下得去，上不來，氣血都瘀積在下肢，循環更差。

提前老化會使得臟腑機能退化，工作效能打折扣，也就是疾病的開始。老化還有一種現象，容易淺眠，凌晨 3 點～ 5 點就會醒來，接著不容易再入睡。

久坐貧陽一族練習氣功特別快速見效，動為陽，靜為陰，只要動起來，再學會循經導脈的功法，疏通經絡，白天氣血暢通元氣飽滿，晚上好睡，身體就能快速復原。

見 證 分 享　　請 你 聽 我 說

練功翻轉了我的人生

✦ 氣功學員──賴小姐 ✦

　　我身旁幾乎每位在上班的朋友們，年齡從 20 歲～
60 歲不等，都埋怨過上班工時過長。有位財務高階主管，
時常盯著電腦螢幕到三更半夜，上廁所時離開螢幕突然
發現眼睛看不見了，其他還有得了青光眼的主管，也有
視神經衰弱的年輕電腦工程師。

　　不只視力問題，長時間坐著辦公看電腦，有肩頸腰
背痠痛，脊椎坐骨神經痛的。有女生經痛，長子宮肌瘤
的。還有上班壓力大，飲食不定時，導致胃腸痛的。其
他，有下半身腫脹的，有肝腎功能衰退的，幾乎所有病
痛都聽說過了。這不就是我以前在上班時的生活寫照
嗎？替人做事領薪水，把所有精力都耗費在工作上。

　　已退休多年的我，感謝上天幫我安排好了，在我的
身體不堪負荷之年，讓我退休了。4 年前，遇到白雁氣
功，更救了我的老命一條。如今，我無事一身輕，每天
練功，吸收浩然正氣，感覺溫馨幸福。

壓力邊緣族

現代人因需面對各種來自工作與人際關係間的煩惱，
因思慮過重而導致睡眠不好，原來一切根源都得從肺開始說起！

小江是一名電腦工程師，工作時間長，每接一個案子就要熬夜趕工。因長期工作壓力大而經常失眠。到了週末，他白天用來補眠，晚上精神來了，就通宵玩遊戲來紓解壓力，常常關在房間，戴著耳機，電玩一整晚，久而久之，不到 40 歲的他竟出現了耳鳴，聽力也下降了。

　　長期處在壓力邊緣的人群，像是在科技業上班的工程師，工時長、壓力大，擔負的責任也重；金融從業人員，面對金融市場漲跌波動大，壓力也自然大；還有教師，每天都要面對學生及家長的各種問題；以及業務人員人來人往之間，要面對人的情緒變化和業績壓力等等。

　　身在優勝劣汰環境裡的壓力邊緣族群，工作節奏快、責任重、

作息時間不固定、精神狀態過度緊張、情緒不穩定等，一旦遇到重大任務或事情，自己卻無法很好地抗壓或釋壓之時，就很容易引發睡眠障礙。

通常這類人雖然躺在床上，腦袋卻還在不停思考著各種工作問題，無法安然入睡，尤其失眠問題最常見，而即便睡著了，往往也睡眠淺，多夢易醒，睡眠品質不好，第二天起床，經常都還是覺得頭腦昏昏沉沉。

◖● 肺氣不足影響的人體機能

適度的壓力會讓人產生責任感，也讓生活有規律，但是過度的壓力，做不完的工作，也會讓人產生緊張，喘不過氣來，一點一滴地耗傷元氣，體力不濟，心情低落，容易悲傷，自怨自嘆的情緒，其實就已經影響到肺的功能，許多壓力過大的人都會出現短呼吸、淺呼吸，這都是典型傷了肺氣。

免疫低落

壓力過大的人，肺氣一虛，免疫力就會低落，身體自我調節能力不好，天氣一有變化就容易感冒，或是很容易感染流行性感冒。中醫理論說「肺主皮毛」，當一個人肺氣虛的時候，常會有皮膚過敏、異位性皮膚炎，容易長濕疹、身體發癢、頭皮屑多、頭髮乾枯、覺得喉嚨有痰或有異物感，咳又咳不出來，這些都是典型的肺氣虛表現。

排便功能失常

　　此外，肺跟大腸是表裡關係，肺氣虛，大腸功能就會開始低落，不是拉肚子就是便祕。許多壓力邊緣的人每天早上急著趕上班所以排便不正常，其實是因為肺氣不足，肺氣虛則推不動大腸，蠕動不足，才會引發排便不順。

　　我見過許多壓力大的學員，補充了很多益生菌，效果不是很好，甚至需要用到輔助的藥物或番瀉葉才能排便，我建議他們練大雁功，而華佗五禽戲裡的虎戲也專門調理肺臟，練習一段時間，排便明顯恢復正常。

　　此外，不只呼吸順暢，還明顯可以做到深呼吸，許多學員告訴我，能夠深呼吸之後，異位性皮膚炎，濕疹這些問題竟然消失無蹤，晚上一躺下可以快速的睡著。

見 證 分 享　　請 你 聽 我 說

讓身體與精神年齡都回春的氣功

❧ 氣功學員──蕭小姐 ❧

　　從沒有想過我會學氣功，以前覺得那是老人家才練的。不愛運動的我，從小就有過敏性鼻炎，總是精神不集中、容易疲勞，常胸悶、心跳快，甚至喘不過氣。

　　我的生理期從不規律，每天肩頸痠痛、頭痛、腰痛，連晚上都睡不好，所以白天的脾氣很差，而且急躁。我也從不流汗，冬天手腳冰冷難以入睡，這些問題從青春期就開始困擾我。後來因為懷孕引發兩腳靜脈栓塞疼痛導致無法行走，也讓我的心情始終低落與悲觀。

　　堅持每天練功之後，我已經可以一覺到天亮，也不常感冒了，多年的過敏性鼻炎竟然也通了，舒緩了身體的疼痛，無意間還改善了水腫，練功也讓我顯出了腰身，皮膚變得更白皙，也更有自信了。我終於明白，氣功不只是給老人家練的，而是年紀越輕時練越好，現在，我真的因為練氣功凍齡回春了。

退休失重族

退休後，不只心態上需重新適應，
身體的生理時鐘也驟然失去既有規律，該如何調適身心，
享受退休生活，是此刻最需重視的問題！

67 歲的簡先生一年多前退休，剛退休時，覺得很輕鬆，睡眠也很好。幾個月後，他開始晚上睡不著，天還沒亮就醒來。由於睡不著，乾脆五點多起床出門運動，爬了山再買早餐回家。接著一整天都沒什麼特別的事，看看電視休息一下，吃完午餐會小睡片刻，若睡不著就躺在床上滑手機，下午再看看電視，等著吃晚餐。晚上 10 點就上床睡覺，由於年紀大了，半夜總會起來上廁所 2、3 次，以前躺回去便能繼續睡，但現在不容易睡著了，就躺在床上胡思亂想。原本一週發生 1、2 天，最近嚴重到 4、5 天。雖然白天不用做什麼事，但晚上睡不著導致白天沒精神的感覺還是很差。

　　人體的交感和副交感神經不斷交替運作，啟動不同的功能，白天上班時面對壓力與責任，交感神經準時上工迎接各種挑戰；晚上

副交感神經啟動，讓身體放鬆，能夠好好進入睡眠。

退休後，很多責任和壓力消失了，整個人瞬間全面放鬆。可是我們的自律神經系統已經習慣了幾十年上班時有壓力的模式，一旦鬆懈下來，以往的作息規律打破，生理時鐘改變，人一下子失衡、失重了，所以許多人退休後百病叢生，身體出現各種毛病。

也有很多人發現退休後沒事可做，就把自己搞得很忙，排滿各種活動、學習課程、和老朋友吃飯聚會等，簡直跟上班一樣忙碌，其實這也一樣打亂了過去規律的生活模式。還有的人，覺得從前上班時自己是個有用之人，而退休之後不再有人需要了，精神層面上找不到重心而全面鬆散下來，也變得容易患得患失，更容易失眠。

本來睡眠作息就有一定時規律，退休後，讓自己的生理時鐘找到一個規律，也許跟以往上班的規律不一樣，但是重新去校正平衡很重要。我非常鼓勵退休一族去當志工或義工，為社會奉獻，如同上班一樣，讓自己適度地有責任、有壓力，這對於調整生理時鐘及調節自律神經有非常大的幫助。

在我教過的許多退休公務人員、校長，還有不少大公司的總經理、董事長等，有的人退休之後會突然感到迷失了人生方向，身體快速地老化。經朋友推薦來學氣功，我給他們的功課就是，每天一定要準時練功，讓自己有規律地生活，也鼓勵他們來做義工、志工，為其他同學付出。

我會要求他們，即使是當志工、義工，也要像上班一樣負責任，當成重要的事情來完成。一段時間之後，我看到效果非常好，因為練習氣功，氣血平衡，他們的身體明顯恢復健康；而退休之後能夠

回饋社會，服務人群，讓他們心裡有喜悅，活得更開心，身心靈整個發光發亮。

◐ 肝氣不調，好累卻睡不好

《黃帝內經》提到，「肝者，將軍之官」，肝在五臟六腑當中，是帶兵打仗的將軍。人在上班的時候，肝氣調動，讓人有精神，有活力，面對挑戰。可是這個退休將軍現在變得無用武之地，將軍不能帶兵打仗，國家肯定鬆散，全面潰堤。退休人士也因為生活秩序全部打亂，身體全面鬆泛下來，肝氣整個混亂，所以常常覺得疲倦、困乏、失眠、睡不好、大腦昏沉、記憶快速退化，這和肝氣不調有直接關係。

中醫有「肝主筋」、「膝為筋之府」等論點，當肝氣全面紊亂，就不能啟動運動的功效。這裡講的運動，就是我們氣功學常說的氣的運行，血液的流動。一旦氣血運行紊亂，筋就得不到滋養，所以許多人退休過了半年、一年，會開始發現膝蓋無力，甚至腰無力，其實也跟肝氣不調有關。

另外「肝開竅於目」，照理講，上班有壓力，用眼過度更容易疲勞，可是很多人卻是退休後發現自己視力模糊，老化得很快，其實也是因為肝氣鬆散混亂造成的。因為沒有目標，少了責任，睡眠不好，加速眼睛的退化。那該怎麼辦呢？我的建議是，學會養肝的功法，例如練習神奇正陽功「六疏肝」的入門預備功來疏通肝經，讓氣血回到正常的狀態，這樣調整過來，人就能恢復健康。

見 證 分 享　請 你 聽 我 說

修習氣功後，不特意節食也能瘦！

✦ 氣功學員──林小姐 ✦

　　退休教師林小姐從前比較胖，有心律不整的問題，常常會忽然心跳飆高，曾經因為心跳到 200 送醫院急診，做了 24 小時心電圖，醫生也開了降心跳的藥，但她很怕吃藥，因為一吃就變月亮臉，又腫又胖，想到長期要依賴藥物才能生活，心底就很無奈。

　　後來，朋友帶她來學氣功，剛開始幾個月，心跳加快的次數變少了，等到越練越純熟之後，身材漸漸變好，印象最深的是學完龜壽功，她正常吃飯還瘦了 10 公斤，以前一吃多就怕胖，練功後多吃一點，體重也沒有增加。

　　如今她每天一定勤練功，每次練的時候汗微微從身體冒出，全身溫熱而舒暢，這種流汗的感覺真的很棒。練功超過 10 年的她除了變瘦，身體也變得輕鬆舒服，走路輕快，心跳正常，晚上都能安穩入睡，每天心情愉快。退休後的林小姐分享，人生就剩下 2 件事，一個是享受生活，一個是健身，每天充實又快樂。

用腦過度族

當我們大腦思考過於活躍，交感神經便長期處於亢奮狀態，
無法與副交感神經交換作用，
就容易陷入明明很累卻睡不著的惡性循環中……

孫小姐半年多前因為用腦過度開始失眠，早醒，做惡夢，導致白天時常走神，工作提不起勁。晚上到了睡覺時間，壓力就來了，很擔心今天又睡不著。只要天一黑，她就開始心情不安，越緊張越放鬆不下來，睡不著腦袋裡又會想很多，有時焦慮恐懼，有時煩躁抓狂，情緒很不穩定。有時候覺得身體不舒服，但是哪裡不舒服又說不上來，反正哪裡都不對勁。

現代社會競爭激烈，很多人工作時間長，長期處在忙碌緊繃裡，甚至日夜顛倒，長期跟時間賽跑，打亂體內正常的運作機制。舉例來說，大腦在超負荷的運轉，又無法好好休息的狀況下，會使血管收縮、細胞活力受到抑制，讓自己的腦力在不知不覺中失去元氣。

就像電腦會當機一樣，當人過度操勞、用腦過度後，會加速腦

細胞提前老化，代謝出現異常，注意力難以集中，記憶力下降，容易恍神，提不起勁做事，有疲倦感，連帶工作效率都變低了。

很多創意者、創作者、專案執行者、老闆、財務會計等，都是用腦過度一族，由於大腦持續在專注亢奮狀態，即使下班甚至到睡覺時，交感神經都尚未休息，這對副交感神經形成很大挑戰。

也因此大部分用腦過度的人難以入睡，易有慢性失眠，或是即使睡眠充足，但白天仍舊容易打瞌睡、四肢無力、聽力下降、頭暈、頭痛、眼花等，長時間下來還可能導致腦神經功能紊亂，或誘發神經衰弱，也常引發焦慮、憂鬱、沮喪、疲倦等情緒問題。

◗ 用腦過度導致勞倦內傷

很多人一定經歷過，忙到不可開交的時候，腦袋一直被塞東西，會覺得頭昏腦脹，腦袋好像要爆炸了。當長期處在忙碌緊繃、精神壓力大、大腦負荷過重的狀態，若加上睡眠品質不好，長時間盯著電腦，不僅過度消耗又沒有適時排解壓力的時候，就很容易讓大腦產生疲勞。

用腦過度又沒有足夠的休息，會使腦部供血不足，缺氧，而容易頭昏腦脹。中醫將頭昏腦脹的原因歸為「勞倦內傷」，也就是過勞導致經絡穴道不通，血液循環不好，就好比高速公路大塞車，也許一開始只是感到局部的肩頸僵硬，但其實體內的氣血已經供應不到大腦，慢慢人就會頭昏腦脹、夜不成眠，甚至頭腦無法思考。

中醫理論也講到「脾主思」，若是過度思慮、用腦過多，則容

易出現氣短、氣虛、兩腿無力，特別是對於脾胃和胰臟功能，影響非常大。

◐ 脾胃不和、吃飯不香、夜不成眠

當一個人有許多煩惱，經常過度思考，會發現很容易腸胃不舒服。很多人吃飯的時候仍然不斷煩惱，思考各種人事物問題，長期下來對脾胃的功能影響最大。中醫將胰臟和脾臟歸類在同一系統，用腦過度的人看起來對身體沒有什麼傷害，實際上對於脾經和脾氣的運行造成了很大的阻礙，不只脾胃功能變差，還會影響到血糖的平衡。

脾胃不調最明顯的症狀就是胃口不好，總是因為到了吃飯時間只好吃飯，平時很少有明顯的飢餓感，而吃完飯以後，好久都不消化，經常覺得肚子脹脹的，有時身體還會有點浮腫，即使不胖，但肉都是鬆鬆的，身體肌肉不足，肥肉倒是不少。

用腦過度的人不適合劇烈運動，更適合練習柔和緩慢的氣功。如果你就是經常忙到頭昏腦脹，吃不香、睡不好的人，一定要多練習神奇正陽功，入門預備功的「三攪式」，能疏通脊椎骨，讓背部出汗、腰腹部溫熱，幫助氣血暢通。平常在辦公室感到疲倦時，隨時都可做，幾分鐘就能強化腎氣，調養脾氣，提升大腦活躍，增加大腦的供血量，練完精神好、體力旺盛、頭腦清楚。

見證分享　請你聽我說

不只調身體，家庭氣場也能改善

✦ 氣功學員──林小姐 ✦

還沒接觸白雁氣功前，我的脾氣非常暴躁，情緒容易失控。最受苦遭殃的往往是我的丈夫和孩子，家裡的氣氛很糟糕、緊繃。

2017 年，我的好友介紹我練習白雁氣功。上課後我很聽話每天練功，尤其練了蓮花養心法後，脾氣和順了，家裡氣場也變得和諧。這改變讓我對功法充滿信心，我也在 2 年內完成所有課程，包括現在學習正陽功，帶給我更正面積極的改變。

我相信只要堅持天天練功，生命會越來越好，身體會越來越健康。

自我要求過高族

許多人被自己的完美主義困住，無時無刻不在焦慮，
但能扛得住壓力的前提，則是要有一具健康的身體……

李先生在一家外商公司擔任部門經理，一直以來工作責任心
強，做事追求完美，自我要求比較高。3 個月前因為職務調動，
開始出現入睡困難，最近失眠狀況持續加重，晚上躺在床上就開始擔
心：「都 12 點了，怎麼還睡不著」、「這樣睡不到 6 小時，明天上班
怎麼辦」、「睡眠不好，內分泌會亂掉，我的身體很糟糕」，結果越
想睡越睡不著，好不容易睡著又醒得早，他很怕自己的健康現在就被
透支了。

　　自我要求很高，或是完美主義者，往往不易滿足於自己的現狀，
總覺得還可以做得更多，可以做得更好，這類人習慣自己給自己壓
力，當然也給自律神經增加了很多負擔。

　　從另一個角度來說，想要比別人做得更好、更完美，最基本的

條件是要有一個健康的身體。你的五臟六腑要經得起壓力、經得起繁忙工作的操勞；要有足夠的體力才有本錢熬夜；在工作壓力下，隨時保持大腦清晰和高 EQ，洞悉市場變化，做出快狠準的判斷，還能游刃有餘地處理人際關係。

◗◖ 焦慮是睡眠的最大敵人

我們每個人的身體狀況不同，基本條件不同，如果總是把別人的 100 分作為自己的目標，真的要付出非常大的代價。我認識許多成功人士，他們每天被工作占據大部分時間，絞盡腦汁帶領團隊，為了趕進度、趕時間，經常加班；下班回家後，也沒有辦法徹底放下工作，熬夜更是家常便飯。

自我要求高的人，時時都繃緊著神經，方方面面都要顧好，常因為精神緊張焦慮引發睡眠障礙。焦慮是睡眠的最大敵人，越晚，人越焦慮，不僅焦慮明天的工作，也焦慮自己睡不著覺，還有不少人一到晚上就開始出現睡眠焦慮。

例如知名律師邵小姐，曾任台北律師公會理事長，每天處理大量業務，為客戶提供正確的法律諮詢與辯護。然而她 40 歲就開始感到身體已經不能負荷大量的工作，並出現睡眠障礙、疲倦等症狀。經朋友推薦學習白雁氣功後，現在她已學功 10 年，透過每天 30 分鐘的練習，一整天精神體力與活力飽滿，精神奕奕，用最短的時間最有效地完成工作。如今她已超過 50 歲，精氣神卻比 40 歲更好。

●● 透支腎氣，元氣不足、睡眠不足

「五臟六腑均可藏精，統歸於腎」，腎氣是人的根本，也是五臟六腑的最基礎。如果本身腎氣不足，又要求自己凡事做到完美，達到高標準的表現，往往都是提前透支自己的腎氣。

比方說，晚上經常熬夜工作，養分要輸送到大腦，需要強大的能量去維持，這些能量哪裡來？就是從自己的腎氣庫存提取出來。用這種釜底抽薪的方式，不斷耗損腎氣，很多人到了中年開始腎氣不足、甲狀腺失調、骨質疏鬆，甚至產生腎疲勞的問題。

「腎主骨」，腎氣不足，骨頭元氣就會不足，一旦過度掏空腎氣，骨頭關節就會有各種毛病，譬如容易鈣質流失，出現骨痿、骨鬆、骨脆，以及腰無力、常閃到腰、扭到腳，也容易落枕。

「腎藏精」，骨頭裡有最重要的骨髓和脊髓，脊髓又連通到我們的腦髓，當腎氣不足，腎精流失，就不能生髓充腦，人就會精神疲乏，注意力差，容易健忘，記憶衰退，甚至老年痴呆。

腎氣虛還會連累五臟六腑功能減弱，如心氣要有腎氣的支持，需要腎水的補充滋養才能正常跳動，當腎氣虛了，也會造成心氣不足；心氣亂了，就會胸悶、心律不整、二尖瓣膜閉鎖不全等症狀。

過了 50 歲元氣不足，所有的毛病都開始浮現了，睡眠第一個受影響，會容易感到睡眠不足，或是很難入睡，即使長時間睡眠，醒來仍然疲倦疲勞，是自我要求過高的人要付出的代價。我會建議他們首先要學補腎氣的功法，例如神奇正陽功的入門預備功「五固腎」，以及進階功法如回春功、龜壽功，最重要的功效就是還精補腦，補養元氣，幫助精力體力快速恢復，效果非常明顯。

氣功調節了我的完美主義

✦ 氣功學員──徐小姐 ✦

以前追求完美的我，事情沒完成前會很緊張焦慮，連帶著脾氣也跟著不好。練了功之後，現在深刻感覺到，面對一樣多的壓力和工作量，較能氣定神閒，按部就班地完成，不會因為隔日的工作壓力煩惱而睡不安穩，該睡時就能安心入睡，告訴自己凡事盡力就好，不那麼緊張焦慮了！

放鬆的感覺真的好棒！心情不同了，看待事情及處理事情的態度也就變得更從容、平和，這功法真的太神奇！最難得的是，練功時我能有機會哭一哭、笑一笑，釋放自己，找回純真開心的本性。

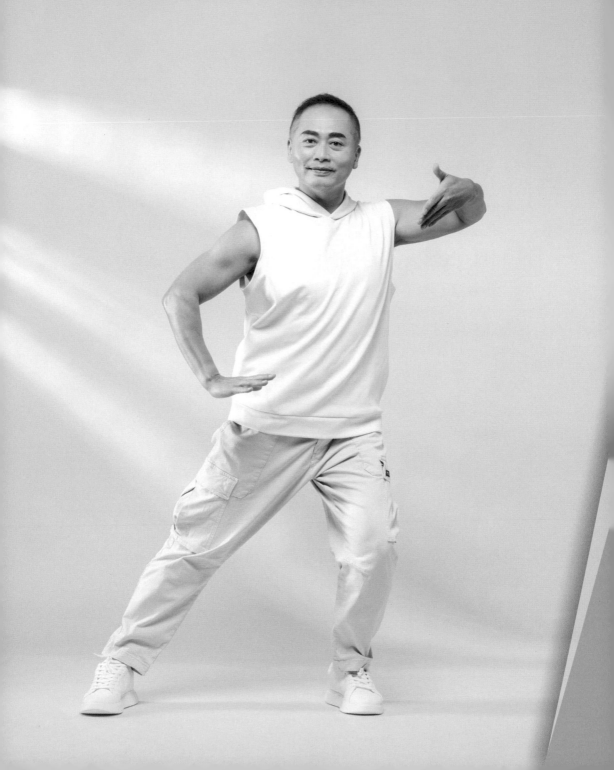

第三章

睡眠是人體的
身心健康檢查站

睡眠不僅有助於人體各機能的自我修復，

同時也有助提升免疫力及減輕壓力，

本章將帶領你檢視身體的各部位及疼痛發生處，

察覺導致你睡不好的可能原因。

睡眠養元氣，
氣血平穩是睡眠的根本

百病皆生於氣，一個人健不健康，睡眠好不好，
就看他的氣血是否充足。

　　睡眠是最好的自動修護系統，有助於人體各機能的自我修復，我們在白天活動中消耗大量的精神和體力，可以在晚上睡覺時徹底得到放鬆和休息，不管再累，睡一覺起來，都能感覺自己精神飽滿，體力旺盛。睡眠對於保持青春活力，提升人體免疫功能，和減輕壓力症狀有非常重要的幫助。

◖◗ 3C 產品對睡眠的影響

　　現代很多人都有睡眠品質不好的問題，根據世界衛生組織的調查，全球將近 1/3 的成年人存在持續性睡眠問題，預計到 2030 年，將有 2.6 億人出現睡眠障礙。除了壓力、忙碌打亂體內正常運作機制外，3C 產品、智慧型手機盛行，很多人睡前仍一直滑手機，3C

產品顯影出來的藍光對人體的刺激非常大，讓睡眠品質大打折扣。

　　睡眠問題若長久不解決，將對身心健康造成很多負面影響。起初只是感覺疲勞，但慢慢會變得容易暴躁、注意力不集中、記憶力下降、動作不協調；再從身體不舒服、精神情緒不佳、免疫力下滑等，慢慢轉為實際器官上的病變，例如引發高血壓、心臟病、糖尿病、婦科，如月經不調等問題，甚至會有患失智症的風險。

● 百病皆生於氣

　　從氣功學的角度來看，百病皆生於氣，一個人健不健康，睡眠好不好，就看他的氣血是否充足。我在許多演講和上課場合教很多人做元氣自我檢查，發現現在的人幾乎都存在元氣不足、氣虛、血虛、氣血失調、睡眠不好的狀況，而這樣的問題，並不是吃藥或吃補能夠解決的，因為它並不算是病，而是身體整體失調的一種現象，也就是身體內的元氣出了循環上的大問題。

　　若無對症調理或用錯了方法，等到元氣虛弱、疾病發生或者老年時期，如：老人癡呆、半身不遂、關節不良於行、糖尿病、腎臟病、更年期綜合症等，都會讓中晚年生活被慢性病拖累。

　　我從多年的氣功教學之中得到驗證，很多現代疾病都跟生活習慣與心情緊張有關聯。還有很多人會生病，其實是元氣嚴重耗損而引起，也有人生病是因為缺乏適合自己的運動。

　　生病後除了就醫治療服藥，其實練習氣功自我保養，能夠使身體有序化，讓心情放鬆，正確的方法能使氣血循環變得更好。

睡眠品質檢測

睡眠品質深度影響我們的日常生活，透過「匹茲堡睡眠品質量表」，
檢測自己的睡眠狀態是否需要調整或改善。

睡眠可以看出一個人的氣血狀態，入睡快、睡眠沉、呼吸均勻、一覺睡到天亮自然醒，表示氣血充足；相反的，如果睡得慢、睡眠淺、容易醒、夜尿多、睡眠斷斷續續等困擾，不僅代表睡眠品質不佳，還會衍生出睡眠時間晚、睡眠時數短的問題。

尤其生活在都會裡的人們，生活節奏快、壓力大，很多人過了凌晨才準備就寢，甚至熬夜到半夜2、3點還不睡，對於隔日要準時起床的上班族，長期睡眠不足是非常傷身的。

即使第二天不需要趕時間上班的人可以晚睡晚起，雖然睡眠週期不變，但是睡眠時間整體延遲，也會造成睡眠週期紊亂，打亂生理時鐘和生活節奏，而且長期不曬太陽的人也會容易感到疲累，影響身體健康。

中醫理論提到：「夜間陽盛陰衰，故夜臥不寧；白晝陰盛陽衰

而見神疲乏力。」良好的睡眠品質除了睡得香、睡得沉、睡得飽之外，時間點也要符合天地自然的變化，才能夠帶來精滿、氣足、神全的最好效果。

中醫有「子午流注」的觀點，從亥時開始（晚上 9 點）到寅時結束（早上 5 點），是人體細胞休養生息、推陳出新的時間，也是人處於地球旋轉到背向太陽的一面，陰主靜，要有充足的休息，才會有良好的身體狀態。

健康小百科

高品質睡眠的 4 大指標

1. **睡得快**：上床後 30 分鐘內能入睡。
2. **睡得深**：睡著之後不容易驚醒，也不會頻繁醒來，或醒來時間較短。
3. **睡得足**：睡眠時間能滿足自己的需求，一般來說青少年睡眠時間長一點，年長者睡眠時間短一點。
4. **精神好**：早晨醒來後精力充沛，情緒穩定，不會感到疲乏或頭昏腦脹。

匹茲堡睡眠品質量表

　　首先，我們就先檢視一下自己的睡眠狀況。通過「匹茲堡睡眠品質量表（The Pittsburgh Sleep Quality Index, PSQI）」幾個面向的評估，可以初步判斷出自己有哪些睡眠問題需要改善。

◐ ❶ 主觀睡眠品質評估

檢視在睡眠總時數、睡眠效率與入睡時間的狀態，請就過去 1 個月大多數睡眠習慣回答。

1. 晚上通常幾點上床睡覺？	_____ 點 _____ 分。
2. 上床後，通常躺多久才能入睡？	60 分鐘以內／60 分鐘以上
3. 早上通常幾點起床？	_____ 點 _____ 分。
4. 每天晚上真正入睡的時間約多久？（可能和躺在床上開始的時間不同）	_____ 小時 _____ 分鐘。

睡眠總時數與睡眠效率的評估與計分

睡眠時間超過 7 小時／真正入睡的時間超過 7 小時：0 分 睡眠時間不到 7 小時／真正入睡的時間不到 7 小時：1 分 睡眠時間不到 5 小時／真正入睡的時間不到 5 小時：2 分 睡眠時間不到 4 小時／真正入睡的時間不到 4 小時：3 分	你的計分 _____ 分

入睡時間的評估與計分

不到 30 分鐘就入睡：0 分 30 ～ 60 分鐘：1 分 60 分鐘以上：2 分	你的計分 _____ 分

●● ❷睡眠困擾評估

檢視你在睡眠障礙、安眠藥物使用及日間功能障礙的狀態。

問題評估	計分方式
5. 睡眠障礙與睡眠效率：睡眠有多少次受到下列干擾？ □無法在 30 鐘內入睡　□半夜或凌晨會醒來 □必須起來上廁所　　□覺得呼吸不順暢 □大聲地打鼾或咳嗽　□會覺得冷 □會覺得熱　　　　　□會做惡夢 □身上有疼痛　　　　□其他情況	全部都從未發生：0分 超過1項每週少於1次：1分 超過4項每週1~2次以上：2分 超過4項每週3次以上：3分 你的計分，_____分
6. 安眠藥物使用：有多少次需要藉助藥物（醫生處方或成藥）來幫忙睡眠？	從未發生：0分 每週少於 1 次：1分 每週約 1~2 次：2分 每週 3 次或以上：3分 你的計分，_____分
7. 日間功能障礙：當在開車、用餐、從事日常社交活動時，有多少次覺得難以保持清醒狀態？	從未發生：0分 每週少於 1 次：1分 每週約 1~2 次：2分 每週 3 次或以上：3分 你的計分，_____分
8. 日間功能障礙：要打起精神來完成應該做的事情，對自己來說有多困難？	不困難：0分 有點困難：1分 普通困難：2分 非常困難：3分 你的計分，_____分
9. 主觀睡眠品質：過去 1 個月來，你對自己的睡眠品質整體評價如何？	很好：0分　普通：1分 不好：2分　非常不好：3分 你的計分，_____分

●● 睡眠品質測驗結果

　　如果所有計分加總的分數超過 5 分以上，代表睡眠品質已經出現一些狀況，應該開始重視並積極改善自己的睡眠。

●● 睡眠不好，氣血循環出問題

中醫稱睡眠品質不好為「不寐」，是指經常性睡不好，躺下後翻來覆去難以入睡，或徹夜睡不著，或時睡時醒，又或是醒了就再難以入睡。

在中醫看來，心主神志，睡眠的問題歸心管，一旦人氣血不足，氣的推動力減弱，血液循環受阻，各臟腑器官就會出現功能衰退。例如心氣虛弱，心神不能很好地調控睡眠，就容易引起睡眠障礙。

心氣虛弱容易使心火上延，如果不好好調養，還容易引發自律神經失調，造成晚上容易失眠。

要解決這樣的問題，最好的方法是清上補下，也就是清心火、補腎水，從源頭解決問題。

我教大家氣功慢運動，幫助身心放鬆，調和氣血，使心神安寧，有促進睡眠的功效。這本書裡面會讓大家體驗神奇正陽功的入門功法，感受一下透過身體的慢動，把內氣調動起來，同時啟動身體的腎水機制，心火平定下來。

這樣做就好像在幫身體補氣充電一樣，元氣增加了，可以幫助我們心神內收，大腦放鬆，精神安定，睡眠品質會明顯提升。

自我檢測

氣血是否充足？

人一旦氣血不足，血液循環受阻，
各部位器官就會出現功能衰退，相對便會引起睡眠障礙。

　　氣血是否充足，可從身體的一些狀態來判斷，如眼睛是否疲勞？身體有痠痛現象？或心情是否常大起大落等來檢查。以下分項詳述。

●● 狀況 1：眼睛過勞

　　氣血是生命之本，帶給生命能量。如同充足的電力可以讓智慧型手機的功能發揮得淋漓盡致。但是當氣血不足，人體沒有足夠的能量做好調控、管理、平衡身心的工作，身體不聽指揮，就會有睡眠障礙，自律神經失調、焦慮、恐慌等身心問題出現。當電力不足的時候，再好的手機也是英雄無用武之地。

　　長期生活忙碌、工作壓力、長時間盯著電腦或手機螢幕，其實都在不知不覺中耗傷氣血，慢慢讓人氣血不足，氣血循環不順暢，

很多人一到下午就感覺眼睛脹澀，愛打瞌睡，需要喝咖啡提神。

《黃帝內經》說：「五臟六腑之精氣皆上注於目」，眼睛可以反映一個人的精氣神，當人的氣血運行失常，臟腑就無法得到充足的養分，營養也無法上行滋潤到我們的雙眼。

大腦細胞氧氣不足，眼睛自然容易累

如果經常感到眼睛不舒服，看東西吃力，很可能是氣堵在頭部。自然氣血循環變差，就容易讓人頭脹、精神緊繃、易怒、臉部發紅發熱，眼睛會有視線模糊、眼睛乾澀等問題。

請你打開雙手，看看自己的手指末端，如果指頭容易有皺褶，就代表身體氣虛，氣血送不到末梢或大腦，細胞得不到氧氣與元氣，自然眼睛看東西容易累。

眼睛問題跟五臟六腑的健康脫不了關係，其中又跟肝的關係最密切。中醫說「肝開竅於目」、「肝氣通於目」，肝氣不舒，肝血不足常常表現在眼睛上。

例如手機或電腦看久了，氣血循環變差，眼睛得不到血液的滋養，就容易眼睛痠澀、疲倦、畏光、有異物感或灼熱感，嚴重還會紅腫、充血、角質化。還有的人淚水分泌異常，或是眼睛不明亮，看起來混濁無神，也跟肝腎氣血不足有關。

氣虛也會影響呼吸，《黃帝內經》提到：「氣有餘則喘咳上氣，不足則息利少氣」，息利少氣就是一種呼吸短淺，缺氧的呼吸。

呼吸是靠肺臟，如果肺氣不足，就會影響呼吸功能，導致身體處在低含氧量的狀態，人容易疲勞、注意力不集中、記憶力差，雙

眼不容易聚焦，臉色蒼白，手指末梢也因為滋養不足而乾癟。

氣虛同時會改變情緒，個性壓抑，愛生氣，情緒起伏大的人，容易肝氣上衝，肝氣不疏泄，會化成肝火上逆，或心火變旺，出現眼睛紅、腫、脹、痛，還有口乾、口苦、口臭等問題。

神奇正陽功的功效是疏通全身氣血，達到疏肝氣養雙目，調理肺氣補氧氣，氣血調和之後情緒自然穩定，大腦放鬆對於睡眠有非常大的幫助。

眼睛狀況對應的氣血問題

眼睛狀況	反映出的氣血問題
眼睛乾澀，眼皮沉重	氣血不足
黑眼圈深重	肝脾腎虛損
眼袋很大	腎氣不足
上眼皮下垂	脾虛運化不足
眼白混濁、發黃	肝臟氣血不足
眼白有血絲	肺和大腸有熱
兩眼呆滯，晦暗無光	氣血虛衰

● 狀況 2：渾身痠痛

過了中年，肩頸僵硬、腰痠背痛是很普遍的毛病，嚴重的還會

形成五十肩。以上毛病最主要是由氣血不通、能量不流通所造成。中醫說的「痛則不通」，當身體出現痠、痛、脹、麻，就表示有經絡穴道瘀堵，而氣血為了要通過，就會去衝撞經絡瘀堵的地方，因此產生痠痛點。

氣血不通，最常發生在久坐、少活動的人身上，特別是長時間低頭滑手機的人，氣血運行不通，常常造成局部缺血缺氧，身體各處痠痛。

我在課室中觀察到，現代人因為氣虛，元氣不足，再加上忙碌高壓的生活型態，缺乏運動、情緒鬱悶，長期下來身體氣血循環都不太好，很容易形成中醫說的「肝氣鬱結」，也就是肝經被氣堵住了，氣血運行不暢。

肝氣不舒，全身氣的運行都會堵塞，身體會出現悶、痛、脹等氣滯血瘀症狀，像是頭脹、頭痛、失眠、愛生氣、胸脇脹滿、消化不良、月經不調、乳房、小腹脹痛等。

先疏通肝氣，方能順暢全身氣血

改善的唯一辦法是把運送養分的通道疏通，如同讓身體內的高速公路、高鐵、台鐵都運轉起來，把養分及時運進來，把垃圾趕緊運出去。

我的很多學員起初來上課時都有痠痛問題，他們大多肌肉僵硬，全身緊張，尤其背部及肩頸部，捏起來硬邦邦的，背部一點彈性都沒有，摸起來肌肉整片都是緊張的。

但是練功後透過動作的調節，讓背部、腰部、肩部、腿部的氣

血循環因為放鬆而變好，短時間內就改善了肌肉緊張，循環正常，他們的痠痛消失了，體力、精神也非常明顯變好了。

痠麻脹痛對應的氣血問題

身體狀況	反映出的氣血問題
痠	氣血消耗大於存量，氣血不足
麻	氣到血不到，血液不暢通
脹	氣足但不流通，循環不好
痛	氣滯血瘀，不通則痛

●● 狀況 3：心情易大起大落

人有七情，即喜怒憂思悲恐驚這七種情緒。傳統中醫認為「大喜傷心，大怒傷肝，憂思傷脾，大悲傷肺，驚恐傷腎」，也就是說，情緒波動過大會干擾氣血運行，傷害五臟，導致生病。

一個學員江小姐，原本開朗、愛笑，因為家庭變故，突然就沒了笑容。加上工作繁忙，經常陷在悶悶不樂的憂鬱狀態裡，變得不想說話、不愛出門，也不想跟人交流，而且易負面思考、愛胡思亂想，也經常失眠。

從氣功學的角度來看，因情緒思想影響氣血運行，出現氣滯現象，氣的不調和，使我們體內氣的流動變差，就容易產生鬱悶、沮

喪等負面情緒。

也因為氣堵塞不通影響五臟的供氧、補氣、代謝，五臟又控管著不同的情緒，當產生的這些不良情緒無法順利排解，就形成了中醫所說的氣鬱，特別容易發生在壓力大、自我要求高的人身上。

肝有疏泄功能，負責氣的疏通和宣洩。一旦肝失去疏泄的作用，肝氣鬱結，人的情緒波動會變大，容易憤怒、鬱悶、煩躁。

特別是女性，受肝氣影響最大，很多婦科毛病，像是月經不調、經痛、子宮肌瘤、不孕、乳腺增生等，常常都跟肝氣鬱結，引起氣血瘀滯有關。還有困擾很多人的頭痛、失眠問題，最常見的類型也都是因為肝氣不舒、氣滯血瘀引起的。

◐ 提振陽氣，情緒才穩定

心情大起大落也跟陽氣不足有很大的關係，陽氣充足的人通常比較樂觀，積極正面，情緒穩定。

陽氣不足的人則容易悲觀，消極負面，情緒起伏很大。換句話說，鞏固正陽之氣，人的情緒才能慢慢好起來，才有辦法整個人充滿了精神和活力。

我認為通過氣功運動來疏通氣血，提振陽氣，當氣血通暢，心才能沉靜，情緒也就穩定了。

江小姐說，練氣功自我調節情緒真的幫助很大，只要身體放鬆，呼吸順暢，混亂的思緒都跟著安靜下來，心情恢復平靜，練功後的她也慢慢找回樂觀開朗的自己。

健康小測驗

氣鬱特質，你中了幾個？

1. 經常悶悶不樂、情緒低沉
2. 經常精神緊張、焦慮不安
3. 經常多愁善感、感情脆弱
4. 容易感到害怕或受到驚嚇
5. 常感肋部或乳房脹痛
6. 常無緣無故嘆氣
7. 經常感覺咽喉部有異物感

回答是的題目越多，代表氣鬱傾向越嚴重，需透過提升陽氣讓精神提升。

5 種情緒對應的氣血問題

情緒	對應受損臟腑	症狀呈現
怒	傷肝	生氣時氣血往上衝，會使肝氣鬱滯、肝火上逆，容易失眠、頭痛、目眩、高血壓。
喜	傷心	興奮過了頭，氣血供應不上，心氣損傷會導致心悸、頭暈、失眠、心煩意亂。
思	傷脾	思慮過度或氣血瘀滯，內傷脾胃會出現精神疲倦、健忘、脾胃不和。
悲	傷肺	太過悲傷，氣就被消耗了，傷了肺氣會容易導致胸悶、氣短、氣喘、咳嗽。
恐	傷腎	恐懼恐慌，會導致腎氣下陷、心腎不交；出現心悸、做惡夢、呼吸急促、頭暈等上虛下盛症狀，也會影響膀胱的排泄功能。

內分泌失調

**內分泌失調，大部分是由壓力過大所引起，只要適度調節壓力，
讓體內陰陽平衡，就是最有效的自我保健方式。**

　　人的身體越緊繃，心情越難放鬆，精神也容易緊張，而且不良
情緒還會反射到神經系統，造成荷爾蒙分泌紊亂，包括卵巢、乳腺、
攝護腺、甲狀腺都會受影響。

●● 內分泌失調，甲狀腺亢進者影響大

　　尤其是甲狀腺亢進患者，所受影響最大。因為新陳代謝異常，
常常煩躁易怒、飢腸轆轆，不自覺想吃東西，也很會東想西想，到
了晚上，更是輾轉難眠，醒來不但睡眼朦朧，有些還雙眼凸出，情
緒不穩，有時還常鬧肚子，講話手抖等等，看起來很像是火氣大的
表現，其中最難熬的還是睡眠問題。

　　甲狀腺出問題，睡眠肯定受影響。例如：甲狀腺亢進患者的睡

眠障礙是入睡困難，因為甲狀腺荷爾蒙的亢進，會讓他的交感神經系統興奮，導致不容易入睡，或睡眠時間都很短。

甲狀腺低下的人則是容易疲倦乏力、整天想睡覺，怎麼睡都睡不飽，嗜睡多睡也無法消除疲勞感，睡眠品質也不好。

● 穩定情緒，讓體內荷爾蒙自我調節

要預防或改善甲狀腺疾病，最重要的就是調節壓力、保持情緒平穩與睡眠充足，適度練習氣功，讓人體達到陰陽平衡，是最有效的自我保健方式。

《黃帝內經》說：「東風生於春，病在肝，俞在頸項」，「俞在頸項」指的就是肝氣的出口在頸項的位置，也就是甲狀腺（頸部）和頸椎（項部）這個部位。甲狀腺的疾病也大多和肝膽這個系統有直接關係。

中醫指出「肝主情志，主疏泄」，甲亢患者平時適合多練習神奇正陽功法，維持平穩呼吸的運動，幫助新陳代謝的作用，達到改善甲狀腺荷爾蒙分泌，調整免疫功能的效果。

例如練習神奇正陽功的初階功法，就有助調節呼吸和穩定情緒，慢慢增加自己身體生產和調節荷爾蒙的能力，可減少依賴外部的荷爾蒙供給。

讓身體越練越軟Q！

氣功學員——李同學

甲狀腺亢進讓我心悸得厲害，睡不著就算了，還會頻尿，白天精神狀態很差，有時還沒到中午，我就渾身無力，沒有精力做事。後來表妹推薦我練氣功，才1年就發現明顯的轉變，那就是我的身體「變鬆」、「變柔」。

以前我不論是心情還是身體都異常地緊張、緊繃；無論做什麼姿勢，都會引發疼痛：頭痛、胃痛、走路痛，坐也痛，躺著還是痛。接觸氣功後，身體放鬆下來了，疼痛緩解了好多，筋骨也變軟了。之前彎腰只勉強碰得到膝蓋，某天突然發現我的手竟然可以輕鬆摸到腳跟，真是開心！

專家觀點 **林晏甥西醫師**

甲狀腺檢查很簡單，
早發現早治療

　　甲狀腺疾病分兩個層面，一個是結構異常，另一個是功能異常。有的人是單純結構異常，有的人是功能異常，但是也有人是兩個圈圈的交集，兩種異常同時都存在。根據全球的流行病學調查，甲狀腺疾病中，無論是結構的異常或荷爾蒙的異常，都好發於女性。

甲狀腺疾病異常

結構異常
甲狀腺腫大
甲狀腺結節
甲狀腺癌

功能異常
功能亢進
功能低下

① 甲狀腺結構異常

　　常見症狀為甲狀腺異常腫大或有腫塊結節。甲狀腺腫大是指整個甲狀腺瀰漫性地變大，甲狀腺結節則是長出一個或數個腫塊。

　　除了外觀上頸部有明顯突出外，還可能因為擠壓到周邊的構造，造成吞嚥時有異物感，或是頸部在某些姿勢時會感到呼吸不順暢，聲音變沙啞。

　　簡單教大家做一下自我檢查，有沒有疑似甲狀腺腫大的問題：

方法

　　早上洗臉的時候照鏡子，下巴稍微往上抬，然後吞口水，看一下脖子前方這邊是不是有腫塊起伏，也可以稍微用手指頭去觸摸一下，沿著脖子兩側做觸診。

　　一旦發現腫大或腫塊，應該先就醫檢查，如果確認是良性，定期追蹤即可；如果檢查出來疑似癌症，或確定是癌症，建議手術治療。

② 甲狀腺功能異常

指的是荷爾蒙製造功能異常，可以分為 2 類，荷爾蒙製造過多，超出人體的需求，就是甲狀腺功能亢進；以及賀爾蒙製造不足，就是甲狀腺功能低下。

西醫會經由抽血檢查，了解體內荷爾蒙的狀況。人體很多器官都需要荷爾蒙的作用，當荷爾蒙失調就會表現出很多症狀，像是甲狀腺機能亢進時，人體的新陳代謝速度增加，會導致體重急速下降，體溫較高，容易出汗、緊張、心悸、手抖、情緒起伏大、失眠，甚至影響女性的月經週期，經血量減少等，影響層面很廣。

免疫系統失衡

氣血不足、經絡不暢，都會影響免疫功能，透過氣功，
增強氣血循環，協助免疫系統徹底消滅病邪。

　　高壓和緊繃的情緒不斷累積，會使我們人體免疫系統失調。舉
例來說，跟甲狀腺有關的疾病，幾乎都跟免疫脫不了關係。例如慢
性甲狀腺炎，就是自體免疫系統異常地產生抗體去攻擊甲狀腺細胞，
造成甲狀腺荷爾蒙分泌逐漸減少。因此免疫太強或太弱都不行，維
持平衡狀態非常重要。

●●❶自體免疫疾病

　　許多自體免疫疾病的抗體，是為了攻擊病原體而生。抗體之所
以居高不下，通常是因為身體沒有能力消滅這些侵略者，人體只好
不斷製造抗體來消滅病原體。

　　這很類似中醫的「少陽病」，在病癒後抗體依然居高不下，身

體容易感到疲倦，特徵是喉嚨常有不適感（會痛或痰阻感與異物感）、對冷熱特別敏感，容易疲倦或食慾欠佳等，很多人確診過新冠肺炎，在痊癒後很長一段時間，類似的情形都還在持續。

督脈是人體陽氣運行的主要通道，負責抗禦外來邪氣的侵襲，督脈也可以說是免疫系統的大本營。

《黃帝內經》說：「正氣存內，邪不可干」，透過練氣功「扶正祛邪」，增強人體正氣，也就是身體的陽氣、元氣，來協助免疫系統徹底消滅病邪，隨著正邪大戰落幕，邪不勝正，自然能讓抗體明顯下降。

精氣神，是提高免疫力之關鍵

氣血不足、經絡不暢，或是壓力大、睡不好，都會影響免疫功能。從氣功學來說，精氣神就是免疫力的關鍵，《黃帝內經》裡也提到，睡眠障礙就是人體精、氣、神各環節失調的表現。

特別是平日工作忙、壓力大的中年人，加上久不運動，體內陽氣被遏阻，氣血不能好好運行。身體元氣不足，身上就會明顯感到僵硬、痠痛，容易失眠、疲倦、兩腿無力，及情緒不穩，如煩躁、易怒、沒耐性等，非常需要促進氣血循環，幫助免疫系統恢復正常，活化身體機能。

建議早上練習入門正陽預備功，順勢把陽氣調動起來，同時調節疏通經絡，帶動全身氣血的運行，短短幾分鐘內讓你的身體變溫熱，微微出汗，補氣效果非常明顯。人補了元氣，自然就會精神好、體力好，免疫力增強，活力精力飽滿。

穩定內分泌，
才能改善自體免疫失調

　　自體免疫的甲狀腺疾病，是多重因素造成的問題，包括現代人壓力大、外食多，再加上外在環境影響等。

　　要改善自體免疫失調，必須讓荷爾蒙失調的狀況穩定下來。以西醫治療自體免疫造成的甲狀腺疾病來說，目前我們僅能針對荷爾蒙失調去調整，比如低下不足就補充；亢進則是荷爾蒙製造太多，就用藥物抑制它。

　　但是在源頭端，也就是自體免疫這部分，目前還沒有有效的治療方式。我很期待氣功可以在源頭發揮作用，藉由氣的調理，幫助改善或平衡自體免疫失調的問題，使荷爾蒙的狀況穩定下來。

●● ❷皮膚過敏

每當工作壓力大，情緒一緊張，身體太緊繃，很多人就開始心跳加速、喉嚨腫脹、喘不過氣來，甚至連皮膚都不能呼吸，出現皮膚過敏發炎，不只發紅、瘙癢、水腫，最麻煩的是不易根治、經常復發，又癢又痛讓人全身難受，晚上睡不好覺。長期受慢性皮膚過敏折磨，有人脾氣越來越暴躁，也有人心情越來越憂鬱。

從氣功學角度來說，長期處在壓力之下的身體緊繃僵硬，造成人體氣滯，氣滯會影響肝氣運行，也就是中醫說的肝氣鬱結，肝火上亢，引發血熱和皮膚癢。如果又加上氣候乾燥，皮膚太乾，還會促使皮膚過敏發作。

尤其現代人久居室內，坐太久、運動少，陽氣都不足，不僅容易肝鬱，還常有脾虛。一旦脾胃無力運化水濕，會造成濕氣與濁氣滯留，產生各種皮膚問題，像是皮膚粗糙、過敏、長痘、濕疹等。

想要從根本解決皮膚過敏問題，建議從改善體質著手，尤其濕氣是陰邪，當體內濕氣過重，就要增加身體的陽氣來平衡陰陽。練正陽功是增加身體陽氣，快速又有效的方法，以內氣調和氣血，鍛鍊人體的正氣足壯，自己就有驅散外來邪氣的能力。

你可以從現在開始，每天花一點時間練習入門正陽預備功，幾分鐘就會發現身體開始微微出汗，排除體內的濕氣和毒素，同時活化脾胃功能，讓人體的除濕機運轉起來，促進水液代謝。很多學員在練功後都明顯感覺脾胃功能慢慢變好，身體的抵抗力也變好，許多過敏症狀都減輕了，改善效果很明顯。

陽氣不足的人容易過敏

　　過敏主要跟現代人的生活習慣息息相關，除了缺乏運動、睡眠不足外，現代人不良的飲食習慣，是造成過敏的一大主因。美國曾研究發現，因為亞洲人的食材種類豐富，加上調味料繁多，造成過敏機率大於其他地方的人。

　　過敏性疾病是一種發炎反應，主要是身體在與過敏原或過敏因素接觸之後，所誘發的一連串反應。過敏症狀可能包括：皮膚紅腫、癢、打噴嚏、流鼻水、呼吸困難、氣喘、嘴唇紅腫、癢、腸胃不適、腹瀉、嘔吐、腹痛等。

　　中醫認為過敏的人是氣虛，這樣的人體質通常比較寒，這跟平常吃太多寒涼食物有關。吃太多寒涼性食物，會使寒氣侵入體內，傷及臟腑，使身體失去應有的平衡，造成陽氣不足，使運轉失常。尤其飲食寒涼容易造成脾虛，脾在水液代謝中是非常重要的樞紐，上至肺、下至腎，如果脾虛了，就不能正常運化代謝，就會變成濕邪困脾，長此

以往就容易誘發過敏。

俗話說「沒有內鬼，引不來外邪」，過敏就是一種外邪，當人正氣不足，飲食不正常，便造成脾胃虛弱。脾就是人體的除濕機，脾胃功能不好，水濕代謝不出，長期滯留體內就會出現過敏，比如濕疹患者幾乎都有脾虛的問題。最主要的原因就是人體正氣不足，免疫低下，難以抵禦風寒濕氣等外邪入侵。

所以中醫學和氣功學都十分重視調養脾胃，只要脾土健運，腸道暢通，人有胃口想吃東西，都不用藥物來滋補，脾胃會自動將食物轉化成氣血，補養全身肌肉筋骨，增強免疫功能，幫助人體自動調節適應環境變化。

要增加身體的陽氣、旺盛自身的正氣，練氣功當然是最快速又有效的方法。尤其脾虛的人，脾胃的陽氣不足，更需要適度運動，幫助強健脾胃功能。而且練功會幫助身體排汗，有助消除脾濕，促進胃腸蠕動，消化功能也會慢慢修復。人體陽氣足了，脾胃功能恢復順暢，就有能力清除體內濕寒之氣，大部分過敏病患者在練氣功調理脾胃後，狀況都會改善。

● ● ❸鼻子過敏

　　喜愛戶外運動的人要注意，雖然新冠疫情稍微解除警報，但是長期暴露在充滿汙染源和過敏原的空氣中，還是容易引發呼吸道疾病，並加重過敏症，如過敏性鼻炎。

　　從氣功學角度來看，肺主呼吸之氣，肺掌管我們全身「氣」的汰舊換新，一旦肺氣老舊虛弱動不起來，氣會凝聚在「竅」，如鼻子、眼睛、喉嚨上，就形成了過敏的反應，像打噴嚏、流鼻水。

升補陽氣，改善體質很有感

　　中醫認為「動則生陽」，只要願意讓身體動起來，就能升補陽氣，帶給身體溫煦的能量。養成練氣功的慢運動習慣，疏通氣血，活絡身體器官運作，找回充足的陽氣，練習一段時間就可以明顯感受到體內的陽氣增加，改善了體質、身體的代謝能力變好、體內疏通了，寒濕邪氣自然也不會積在體內而引起過敏。

　　過敏體質的人很適合練氣功，而且不限場地，隨時都可以在室內練習，練功過程中會感到肩膀放鬆、容易打哈欠，身體微微發熱，代表全身循環開始活絡，陽氣已升起，會加速體內水分代謝，促進濕氣排出。

　　勤練功的人會發現，隨著每次練習，所排出的汗越來越滑淨，每天都規律地按時上廁所，這都是氣血運行正常，體內陽氣提升、新陳代謝變好的象徵，氣血循環順暢，自然就不會常常被過敏所擾。

　　氣功很神奇，運用看似輕柔緩慢的動作，讓內氣在身體周而復

始地運化，接著會感覺鼻子癢，代表陽氣被調動起來，再通過流汗、打噴嚏把身體的寒氣逼出去。只要人體的陽氣升起來，脾肺的運轉就帶動機能強壯氣血，對過敏就有更好的抵抗力。

改善呼吸方式，能同時改善肺虛

另一方面，練氣功同時可以改變呼吸方式，從短、淺、急促的呼吸，透過練功，待氣練足後，呼吸會變得深、長且均勻，還能改善肺虛。通過訓練肺氣、調理肺經、提升肺臟功能，便能改善過敏、呼吸系統疾病等。長久練下來，會發現五臟六腑暢通清爽，抵抗力也就強大起來了。

在我們的功法中，有很多擴胸、挺胸的動作，例如正陽入門預備功的一伸式、三攪式，都有助於強化肺氣，幫助呼吸順暢；還有五行相生法的調肺氣功法，幫助排痰、清黏液的作用效果明顯，很多本身是肺虛體質的人，當下練功短短幾分鐘就開始猛打哈欠，眼淚、鼻涕甚至咳痰增加。持續練功深呼吸，提高身體的含氧量，讓肺的功能變好，有效調動肺氣，改善過敏問題，會發現體力也明顯變好了。

鼻子過敏要調脾肺，祛濕寒

　　從中醫角度來講，有過敏的人，主要是身體陰陽不平衡。例如鼻子過敏，就是肺氣不足、脾虛造成的，這種人身體濕寒比較重，濕邪阻滯陽氣上升，陽氣瘀滯上不來，形成體內陰陽失衡。

　　《黃帝內經》提到「肺主皮毛」、「肺開竅於鼻」，肺主管人體呼吸功能，皮膚毛竅也是呼吸的一部分，一旦皮膚毛竅被濕寒外邪入侵，寒氣也會順著經絡到達肺，使肺也跟著受寒，而發生過敏、咳嗽等症狀，像鼻子過敏就是典型的肺虛問題。

　　中醫五行學說認為，脾屬土，脾就跟土地一樣，很容易吸水，如果太多濕氣侵入體內，最容易損傷到脾。脾具有運化水穀精微和水液代謝的功能，能把食物轉化成氣血能量。

　　當脾胃功能虛弱，對食物及水濕運化能力變差，濕邪

就會滯留體內。水濕內生，脾濕久了就會變脾虛，水液不能正常代謝，最後引發過敏。

　　另外，肺主呼吸之氣，脾管氣血運化之源，中醫說肺與脾為母子關係，肺屬金，脾屬土，脾土能生肺金。所以脾不好，會導致肺氣不足而容易過敏、感冒。

睡不好的原因3

頸椎不通

從氣功學角度來看，頸椎問題是因長期勞損造成經絡不通、氣血瘀滯，才導致晚上輾轉難眠。

很多人不知道，脊椎問題其實也會影響睡眠，晚上肩頸僵硬不舒服，輾轉難眠、淺眠，早上起來總是很疲累，怎麼睡都睡不飽，很可能是因為頸椎的關係，這是脊椎失衡的一種表現。

現代人因為姿勢不良加上運動不足，背部氣血經常是阻塞的，尤其脊椎上的督脈與兩側膀胱經很容易瘀堵不通，元氣不足會連累脊椎提早功能退化。

像是長時間看手機電腦，脖子會不自覺往前伸，脖子前傾會造成肌肉僵硬，肌力減退，頸椎活動度下降。

頸椎不通，向上會導致頭部供血不足，出現如頭痛、頭暈、脖子痠緊、視線模糊、吞嚥困難、聲音沙啞、眼睛脹痛、畏光、流眼淚、視力下降等症狀。

從氣功學角度來看，頸椎問題是因長期勞損造成經絡不通、氣

血瘀滯。可以練習以疏通脊椎與督脈為主的回春密功，五行相生法的補腎氣功法，還有入門正陽預備功的三攬式和五固腎，來達到強壯骨骼脊椎的功效。持續鍛鍊可以有效調理頸椎關節筋肉力量，有效強化頸椎靈活度。

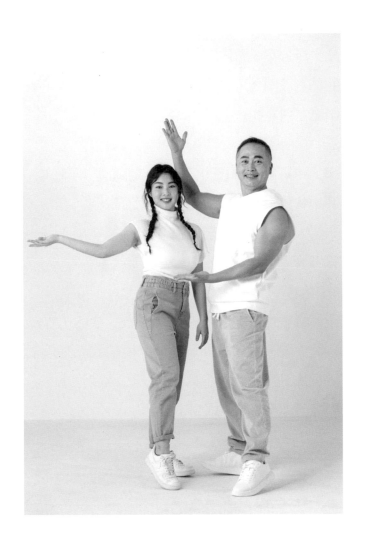

練完氣功，排汗更順暢

✦ 氣功學員──葉先生 ✦

我的脊椎側彎十分誇張，身體左高右低。我的身體神經不協調，兩邊的身體不會依照我的指令一起行動。因長期坐辦公室、看電腦，我的也肩頸十分僵硬、緊繃，而且我的右半身不會流汗，從前我運動完，永遠只需要拿毛巾擦左邊身體。

練了和氣舒壓法後，汗居然自然而然地流出，直到擦汗時，我才發現右半身流汗了！而練到回春功，汗排得更順暢，筋骨明顯柔軟，肩頸的各種僵硬不適，也得到紓解。

練了氣功也更使我心態改變許多，我的工作壓力不小，腦袋需要一直保持高速運轉。從前我老是煩惱要如何抓住客戶，現在我學會放鬆，不去過度強求，心情比較能放得下，不再時時感到壓力。

醫護人員親身體驗氣功的神奇

✦ 氣功學員──葉先生 ✦

　　脊椎從脖子一路延伸到尾椎，這邊有很多神經，包括全身支配肌肉的神經，也包括交感和副交感神經。當我們坐在辦公室桌前，固定地把脖子往前伸時，因脖子力道不夠，肌肉沒有運動，不良姿勢就會壓迫到頸神經，只要壓迫到一點，就會讓你感到不舒服，或是影響到頸椎兩旁肌肉的血液循環，你就會發現自己容易健忘，整個人沒有精神。我也是因為練功，整體脊椎狀況才有所改善，原本坐骨神經痛的症狀就不見了。我發現，只要做到對的動作，把脊椎旁邊的肌肉，韌帶撐開一點點，不用多，只要 2 毫米，很多症狀自然就改善了。

　　脊椎改善是一個正向循環，我的腦部循環也因此改善了，不只記憶力變好，腰痛、便祕也不見了、呼吸變深了，也比較有力氣，不會覺得暈和悶。此外，不只排便順暢，甚至腳的力量都回來了。從自己身上的改變也發覺，能夠有效改正脊椎的氣功運動，事實上需要特別設計，很高興有機會學到這樣的功法，我自己受益良多。

身體痠痛

**經絡瘀堵不通，氣血便無法滋養筋骨，
導致筋骨反覆痠痛，嚴重影響睡眠。**

　　肩頸痠痛、疲倦、失眠多夢、沒有活力、情緒常常控制不好，
這樣的亞健康狀態實在惱人，既不算生病，又不是健康，沒法根治，
隨時讓你感到不舒服。

●● 筋骨，是人體的重要支柱

　　筋骨是支撐人體的重要支柱，筋指的是人體的柔韌性。人體的
柔韌性差，與之相對應的關節、血管、肌肉、韌帶、骨骼等狀況也
不好，自然就容易產生各種痠痛、疼痛、麻木等問題。

　　「通則不痛，痛則不通」，經絡瘀堵不通，氣滯血瘀或是氣血
虛弱，無法滋養筋骨，筋骨痛反覆發作。

　　長期氣血循環不良，筋就容易出問題，連帶內臟、神經系統也

會受牽連，導致臟腑、神經及內分泌系統失調。

●● 舊傷不根治，中年容易氣滯血瘀

過去的舊傷容易有局部氣滯血瘀的情形，年輕時候陽氣足，對於較輕微的跌打損傷，可能吃個止痛藥，或貼消炎貼布就了事，草率的處理方式，或是拖延處理，最後可能變成反覆慢性發作的損傷。

到了中年氣血虛弱無力的時候，就會發現自己開始出現腰痛、膝蓋關節痛、肌力衰退、氣血循環變弱等問題。

而舊傷復發，往往會帶來筋骨痠痛，而且反覆發作很難根治。身體不僅有痠痛麻脹之感，甚至會有痠鑽進骨頭的感覺，神經不停傳導痠痛，非常嚴重地影響睡眠。

練習氣功有助疏通經絡，你可以從入門正陽預備功開始，體驗身體放鬆的感覺。有學員告訴我，辦公室坐久了，常常腰痠背痛，以前三天兩頭都要給人按摩，現在練完功之後，背部馬上就鬆開來，痠痛立刻就舒緩了，而且練一天可以擋三天，痠痛不再天天找麻煩。

練了氣功後，找回生活自主權

✦ 氣功學員——陳小姐 ✦

　　我在科技公司上班，平時壓力很大，每天都感覺很緊張、很焦慮，睡眠不好，導致情緒控管也失常。我有自律神經失調的問題很多年了，嚴重時還會突然喘不過氣和肚子劇烈疼痛，也曾經長達半年有肩頸疼痛的毛病，自己不能洗頭和舉筷，還不到 50 歲就無法自理生活，真的痛苦萬分。

　　然而氣功拯救了我，練功不到 2 週，原本大面積的肩頸劇痛，變成局部痠痛。3 個月後，我的肝指數和膽固醇數值都下降了，壓力荷爾蒙也回到正常值。只不過是每天練功 20 分鐘，就可以擁有愉快的心情和健康的身體，讓我有信心不管幾歲都能做自己想做的事。

專家觀點　陳彥伯中醫師

根治舊傷，
解決筋骨痠痛反覆發作

　　在中醫門診中，常遇到病人受過的傷一再復發，或是工作型態容易造成腰椎、頸椎、膝蓋勞損，就會在這些部位反覆有痠痛或疼痛的問題。

　　很多時候，我們受過的傷不一定會有明顯的外露傷口，但是會容易有局部氣滯血瘀的情形，到了中老年，氣血推動比較無力的時候，容易塞車的地方就會再度堵塞不通。

　　對於較輕微的跌打損傷，有的人可能吃個止痛藥，或貼消炎貼布就了事。而草率地處理受傷，或是拖延變成反覆慢性發作的損傷，都可能是日後筋骨痠痛的主因。

　　我診療過一個 20 歲出頭的病人，是年輕的女生，因為上體育課跳遠摔倒受傷，從此膝蓋很容易痠痛。可以推測那次摔倒可能導致結構錯位，也有可能是局部弱化形成氣滯血瘀，因此疼痛反覆發生。

慢性發炎

許多經久不癒的炎症都是慢性病灶，當人體長期處於慢性發炎狀態，
不僅會睡不好、吃不下，還容易急躁不安、愛發脾氣。

人活一口氣，有氣生命就有轉機。《黃帝內經》云：「百病生於氣」，氣就是身體內能量的循環，一旦循環出了問題，人就會感到不舒服，也較容易生病。

身體的能量在正常運行的狀態之下，我們稱為元氣、陽氣，這是生命的動能；運行出現異常，過盛就變成上火、邪火、賊火、虛火；不足就是氣虛、血虛、腎虧。

有時聽到某某人最近火氣比較大、最近沒睡好，又加班，感覺胃火都燒起來了；或是前幾天生了氣，感覺自己肝火很旺，脾氣控制不住。

上火跟季節、體質、壓力、情緒、飲食、作息都有關係，這是身體內陽氣循環出現異常。

簡單來說，上火代表身體有內熱，會出現一些輕微的熱象反應，

像是口乾舌燥、口舌生瘡、牙齦腫痛、便祕等症狀。

●● 容易上火的成因

中醫講的上火，就類似西醫說的發炎。如果把急性發炎看成突然發高燒，又很快地降溫；那麼慢性發炎就是持續不斷地低燒，感覺不是太明顯，也不會讓你太難受，但是對身體的破壞力卻更大。包括高血壓、心臟病、中風、動脈硬化、糖尿病、腎臟病、老年痴呆甚至癌症，這些可怕疾病的元凶，都可能是來自身體的慢性發炎。

許多經久不癒的炎症都是慢性病灶，例如經常反覆發作的筋膜炎、牙痛、扁桃體發炎等，會在皮膚上出現紅腫熱痛。但是更有體內不易察覺的發炎，如糖尿病、動脈粥狀硬化、痛風，甚至阿茲海默症等慢性疾病，也是體內慢性發炎所造成的。

身體長期處於慢性發炎，人會睡不好、吃不下、拉不出；還容易急躁不安、愛發脾氣，其實這都是氣血失衡造成的。

●● 通暢的氣血循環是健康關鍵

氣血失衡族群，首要需先清理體內的垃圾，但卻因元氣不足而清不乾淨，導致人體內部無止境地進行正邪大戰，在發炎與抗炎的過程中反覆長期拉鋸，內戰打都打不完。

練習氣功，就是調理氣血達到通暢與平衡，健康的關鍵在於循環，氣血循環良好，新陳代謝才可以恢復正常。身體停止發炎，將

能量引到需要的部位，才能有足夠的免疫力去對抗疾病和抑制發炎，使身體回復平衡狀態。

而慢性發炎族群，也和氣血失衡的族群一樣，因身體元氣不足，無法將體內垃圾清理乾淨，非常需要練習氣功幫身體找回元氣。

●● 練氣功，讓人體吐故納新

練功會帶動氣血循環，疏通身體排汗、流鼻涕、流眼淚、打哈欠、吐痰等管道，將體內的邪火排出去，這在氣功的術語中就叫做排濁氣。排濁在氣功練習中非常重要，只有通過自我內氣的調動，排了濁氣，身體才能再補養內氣進來。

神奇正陽功吐故納新，幫助人體的新陳代謝變好，邪火一除，不但疼痛減輕，睡眠品質提升，自我修護能力變好，更重要的是能預防很多慢性病的發生。

| 見證分享 | 請你聽我說 |

平衡自律神經，幫助調控血糖

➔ 氣功學員──葉同學（醫護人員）◆

年紀大了又不運動，很容易肥胖，一旦脂肪細胞多了，會造成人體整個內分泌大亂，讓血脂肪上升，肌肉也減少，發生肌少症。

30 歲以後，人體每年會喪失 4 ～ 8% 的肌肉，血糖進到肌肉是很重要的事情，但是當你肌肉減少的時候，血糖沒地方跑，就只能流到血裡面，造成高血糖，還會引發一系列的問題，包括心臟的血管粥狀硬化、腦部的血管變厚，甚至糖尿病的酮酸中毒等等都有可能出現。

血糖升高，在現代有一個很重要的原因，就是工作壓力太大。所以練習氣功目的是調節氣血、平衡自律神經，同時有穩定血糖的作用。

我覺得練氣功是最緩和的運動，對於保養自律神經會有幫助，讓我們的交感神經不那麼興奮，副交感神經變得比較穩定，腸胃功能和睡眠品質也都能夠逐漸提升。

煩躁憂鬱

當人體內被誘發的火氣沒有出口可以發洩，
就容易引發上火現象，間接影響到睡眠的品質。

　　高強度的工作壓力，使人經常處在緊繃的狀態，影響全身經絡氣血循環，而使經脈、臟腑產生問題，導致心情鬱悶、焦慮，甚至常覺得無力、疲勞等身心問題。氣血陰陽失衡，連帶臟腑失調，易怒、煩躁、憂鬱就來了。

　　中醫將喜怒思憂恐五種情緒叫做五志，分屬心、肝、脾、肺、腎五臟所控管。不同的情緒反應影響五臟的功能。從氣功學角度來說，情志不調就是氣的不調，當人體氣的流動變差，容易有鬱悶、悲傷、焦慮、憤怒、懊惱、自卑、失望等負面情緒。

　　又因為氣堵塞不通，這些負面情緒也堵在身體裡無法排解，氣循環就更加受阻，變成惡性循環。如果沒有適當排解，久了會悶出病，甚至直接損害我們的臟腑。

怒氣對人體的危害

舉例來說，怒傷肝，人在生氣的時候，突然爆發的脾氣，導致肝氣得到驟然的生發，一下子衝開了鬱結的脾氣，肝木克制脾土，所以生氣又稱作發脾氣；如果生氣了，可是沒有爆發出來，反而悶在心裡，不僅傷肝，又傷脾胃，胃火也會升起來，這就是上火了，過幾天，整個人會覺得沒胃口、口臭口苦，甚至口舌生瘡、嘴破。

為什麼我要提倡練氣功呢？因為現在的人壓力都很大，壓力大的時候，特別容易生氣著急，但是又因為在工作中不能表現出來，只能把委屈往肚子裡吞，很多人生氣之後抽菸，喝悶酒，或者有人用大吃大喝來平復心情，還有的人出現失眠，甚至得重病。

我們每天都可能遇到讓自己情緒產生劇烈波動，但又不能發洩出來，當人體內被誘發的火氣沒有出口能夠發洩，就容易引發上火現象，所以越來越多人有頭痛失眠、眼睛痠澀、血壓升高、感冒不斷、肥胖、便祕等症狀。

如何正確宣洩壓力

正因如此，每個人都需要學會正確宣洩情緒的方法，我建議每天維持 10 ～ 20 分鐘練習氣功。疏通五臟六腑活血化瘀，就能夠讓本來紛亂的心情平靜下來，並且把積存在心裡的負面情緒疏散排出體外，讓身體恢復正常機能。

保持一定睡眠品質

　　肝的排毒和修復，必須在睡眠中完成，如果體內毒素太多，導致肝瘀、肝氣鬱結，那麼睡眠品質一定不好，容易出現貪睡、睡不醒、醒來還是疲勞的現象。根據中醫理論，肝藏血，主疏泄，肝有調節血量，舒暢氣機，調暢情志的作用。

　　經常情緒焦慮、抑鬱的人，容易肝氣鬱結，導致人體諸氣不順；也有人發脾氣後，雖然沒有上火，但卻傷了肝氣，所以發了大脾氣後，很多人會覺得兩肋脹痛或者身體痠痛，這就是肝主筋，生氣後筋血不活躍造成的。

代謝體內濕濁，調整氣血

　　中醫治病是去調理體質，例如幫助病人肝氣流暢，或去強盛心的氣血，通過用藥調整氣血不足或過多的地方，達到氣血平衡。而養生的目的，也是為了維持人體的平衡，通過練功疏通經絡，調理氣血，幫助身體多餘的濕濁代謝出去，使臟腑乾淨，運行順暢。

保持運動習慣

　　很多研究證明，人體持續運動會產生快樂激素，能讓人心情愉悅，有效排除不良情緒。例如常常煩躁憂鬱的人適合搭配大雁功、奇經八脈法、正陽功這類升陽的功法，特別是多接觸大自然，例如到戶外練功，可以幫助人體能量流通。

　　我在《神奇正陽功》這本書裡教的六疏肝也有疏肝排濁的作用，幫助放鬆肩頸，穩定情緒，調節壓力。

我的學員都表示，練習氣功養生運動，是每天最愉快的時候。練功過程中不斷打嗝、放屁，這就是一種氣機疏泄，也是最自然的調節。練功後不但全身舒暢，心情變鬆快，晚上睡得很好，腰也有力了，感覺就像重拾了新生命。

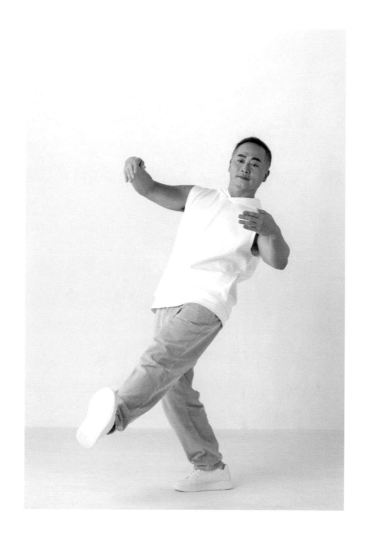

情緒憂鬱低落要多補陽氣

中醫來看，憂鬱類型主要分成 3 種。

第 1 型 肝鬱

絕大部分被憂鬱困擾的人都患有肝鬱，由於整個人被鬱滯住，導致能量不流通，調理上會著重疏肝。

第 2 型 陽虛有濕

此類型的人本身就陽氣虛，能量提振不起來，這種憂鬱主要是跟陽氣不能升發有關，特別是在陰天、雨天或冷天的時候，憂鬱症狀會加劇。

例如很多女性先天陽虛體質，再加上後天常吃冰冷，反覆受寒就比較容易發生憂鬱。中醫會以補陽為基礎，再進一步排濕或散寒。

第 3 型 心氣虛

　　此類型為心氣虛所引發，也就是心的氣血不足。中醫說心主神，心跟一個人的思慮有關，長期思慮過度、勞心，會加速消耗心神和心氣，或是本身先天心的氣血就比較不足，這些人更需要補養心的氣血，練習氣功。

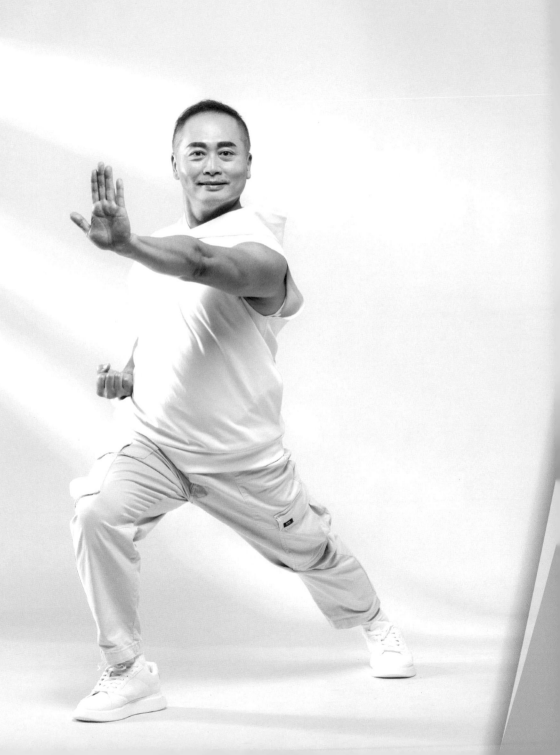

第四章

人體自動駕駛失靈的
解決之道

人體的魂與魄，猶如人體的自動駕駛系統，

主掌我們的心神，透過安定五臟、補養內氣，

及簡單的 5 個預備練習，

讓人能舒緩筋骨、放鬆心情、夜夜都好眠。

氣功學中的魂與魄，
如同白天與夜間的自動駕駛

魂與魄互為一體，掌管身體不同功能，而要平衡體內陰陽，
正是從調養主理魂和魄的肝臟與肺臟開始！

　　自律神經是西方醫學名詞，但其實早在兩千多年前的中醫典籍記載裡面，就有非常類似身體自動駕駛的概念，所以我想從氣學管理的角度，取中醫《黃帝內經》的「魂魄」概念，再進一步說明自律神經對身體健康的作用。

　　我講的魂魄，既不是鬼神，也跟宗教信仰無關，而是每一個人身體裡面都有的，同時會自動指揮能量、自動調節臟腑、自動平衡身體功能運作。

　　魂與魄互為陰陽，就像交感與副交感神經，各自管理運作不同功能，有著跟自律神經非常相似的特性，卻具有強大的能量，都有指揮能力和自動駕駛功能。

　　魂魄看不到又摸不到，卻真實存在，中醫有「心藏神」、「肝藏魂」、「肺藏魄」之說，白天，魂魄藏於心；到了晚上，魂藏於

肝休眠，魄藏於肺運作功能。

　　大雁五行相生法課程傳授整個臟腑體系和關聯性，五臟主控人體筋、骨、血脈、皮毛、汗、津液、情緒的連結性，透過五行相生法練習，可以有效地調節與強化臟腑功能。更深入研究肝藏魂、肺藏魄，除了指肝臟與肺臟，更是兩套完整的系統。

●● 肝藏魂：調節氣血、穩定情緒、增進休眠力

　　魂魄在中醫屬於神志範疇，先說魂，代表人的精神、意識、意念。《黃帝內經》說：「心藏神，隨神往來者謂之魂」，又說「魂者，神之別靈也」。

　　魂的表現就在於「神」，我們形容一個人有精神、好神氣、眼神專注、神采奕奕。反之，人的神魂如果出了問題，就會失魂落魄、心神不寧、兩眼無神、六神無主。所以說，魂是跟著我們的精氣神走，當魂的自動駕駛正常運作，就能夠「隨神往來」，其表現就是「神動則魂應」、「魂動則神知」。

　　從養生的角度來看，心是身體的君主，肝就是隨侍在心左右的將軍。我們說心肝寶貝，心和肝是人體最重要的循環和解毒2大系統，主宰氣血的運行。一個人如果容易累、胸悶、氣短、晚上睡不好，最主要是心神沒有收回來，就代表心肝需要養護，正常情況下心肝發揮了升陽的作用，整個人精神旺盛，身體舒服。

　　中醫認為，肝主疏泄，主控情志（情緒），肝與情緒彼此相互影響，往往心裡有什麼事，都會迅速反應在肝。

鬱悶、悲觀、消沉會導致整個人肝氣鬱結，還會容易失眠，多夢。因為肝氣的功能受損，人體調節氣血、掌控情緒的能力都會下降，這個人的精神意志，也就是魂，就不能安寧。

● 失魂落魄，問題出在肝與肺

　　如果魂出了問題，魂的自動駕駛功能失靈，就會發生「神動而魂不應」的現象，也就是我們常說的失魂、丟了魂、魂不守舍、魂不附體。

　　比方說，在白天應該要有精神卻恍神，注意力不集中，精神渙散、無精打采、心煩意亂、提不起勁等等。

　　另一個異常表現是「魂動而神不知」，不知道自己做了什麼，身和心出現背道而馳的現象，特別是在晚上睡覺時容易做惡夢、說夢話、夢遊、呼吸中止症等，這些在睡眠中進行的事，醒來之後都不記得，甚至完全不知道自己做了這些事。更嚴重的身心分離，包括有些人會出現幻聽、幻覺、胡思亂想、猜忌、疑惑、恐慌等，分不清現實與虛幻。

　　我們的神志在白天是心主導，晚上睡眠時由肝主導。中醫認為「臥則血歸於肝」，睡眠時肝臟得到血液的滋養，人就能進入深度睡眠。如果肝血不足，肝主導的魂，得不到安寧與滋養，便容易躁動不安，就會出現多夢、磨牙等睡眠問題。

●● 肺藏魄：指揮調度，產生行動力

肺藏魄，我們說做人要有「氣魄」，做事要有「魄力」，必須是肺氣充足強盛的狀態才有辦法做到。魄，代表的就是行動力，也代表一個人對身體的指揮、調度、調配能力。

這也跟中醫裡面講到肺的功能不謀而合，像是「肺主氣」、「肺司呼吸」、「肺朝百脈」、「肺主通調水道」，全身的氣、呼吸、血管、經絡和水液的運行，通通都要由肺的指揮和調度。人體這些管道通向肺，而肺的一呼一吸，就是推動生命運行的動力。

中醫還認為「肺主治節」，「節」有節奏的意思，管理身體的節奏，例如呼吸要均勻，氣血運行要順暢，都是透過肺來調整。當肺氣足，進一步底氣就足了，人自然就有氣魄，有魄力，也更能游刃有餘地駕馭指揮身體。

《黃帝內經》指出：「並精而出入者謂之魄」。魄在我們的精神活動中，主管感覺和支配動作這方面屬於本能性的，與生俱來的自動駕駛功能，包括聽覺、視覺、嗅覺、味覺、冷熱、痛癢等觸覺；還有呼吸、心跳、消化、排泄、睡眠、四肢運動等，這跟自律神經概念非常相似。

魄的能量越強，人體這些本能活動的自動駕駛能力越正常，指揮身體產生行動的能力也越強，這人就會是感覺靈敏、耳聰目明、動作協調。

反之，當魄的自動駕駛失常，就無法很好掌控身體這套系統，像是不知飢渴、不知冷熱、看不清楚、聽不清楚、食之無味、睡覺

打呼、咳嗽、無法呼吸，甚至過度警覺等干擾而醒來。

●● 五臟不安，人體自動駕駛就失調

何同學說，學功前常有這種經驗，就像是出竅的靈魂，容易心神不寧、心煩意亂，自己也不知道原因，明明很痛苦，靠藥物卻沒有幫助。

慢慢心理狀態也影響到生理功能，身體各方面也開始不舒服、免疫力下降，她以為人年紀大了本來就會有失衡情形，沒想到是自律神經失調，身心不同調了。

身體的自動駕駛，在白天時，人的精神意識清醒，心神是正駕駛；到了晚上，心神要休息，就換魂魄當正駕駛，共同管理人體的自動運作。如果經常出現心不在焉、魂不守舍、夜不成眠、睡不安穩等情況，很可能就是身心失衡，自動駕駛失靈的警訊了。

我們說家是避風港，提供我們最安心、安定、安全的環境，可以放下煩惱、憂愁、壓力，回到家就能好好休息放鬆、喘口氣。「五臟藏神」，心神魂魄的家就在五臟。心不安、神不寧、氣血運行紊亂，五臟六腑的功能就會失調。

現代人最常見的就是「五臟不安」，長期工作勞累，肝火過旺，人變得容易生氣，一把怒火燒上來，整個氣血往上衝，原本要正常疏泄的肝氣上逆，肝火隨氣上行，人就會腦門脹痛、臉爆青筋，或是雙眼赤紅，這是心神大亂、氣血運行失常的表現。

如果肺氣不足或肺功能低落的人，沒有力量把氣血推動到全身，

全面生理機能都會下滑，人提不起勁，做一點事情就累，容易唉聲嘆氣想不開、多愁善感；全身無力，則是整體氣機虛弱的表現。

● 安魂定魄，五臟各安其位

《黃帝內經》強調「五臟安定，血脈和利，精神乃居」，任何一種五臟的問題，都會產生相對應的情緒，間接干擾到心神，並反映在睡眠上。

尤其夜晚是人體氣血流經各個器官的時間，例如 11 點～凌晨 3 點氣血循行會在肝膽經運行；3 點～ 7 點氣血則循行至肺經、大腸經，在這個黃金睡眠時間一定要能熟睡，身體的魂魄自動駕駛才能自我修復。

夜晚休息時，身體各部位對氣血的需求量增加，心臟負擔會加重。如果經常到凌晨還睡不著，或是凌晨這段時間容易醒來，對心臟是一大損傷，很多心臟病患者都是在凌晨發病甚至猝死。

古人說活著就靠一口氣，練氣功是修煉元氣的功夫，正氣行則循經導脈暢通無阻；陽氣足則完整修護五臟六腑。

氣機的穩定與通暢能幫人體補充能量，尤其對於五臟的氣機更是直接的幫助，只要氣血調和，五臟各安其位，心神也能安定下來，睡眠品質就會有改善。

補養內氣，對抗外邪

神奇正陽功能帶動氣血循環，讓身體上有足夠的能量，
推動氣血運化，氣血相輔相成，五臟和諧運作。

　　內在壓力破壞身心平衡後，會造成臟腑器官運作不協調、水液
代謝受阻、氣血循環變差等問題，這些因素都會影響身體正常運作。
正陽功的神奇功效就在於撥亂反「正」，要將我們身體紊亂的氣血、
失調的臟腑、失衡的自動駕駛功能校正歸位。

　　正氣是人體內在的元氣，陽氣是能量庫存。正的反面是邪，邪
氣就是引發疾病的因素。當體內陰陽失衡，造成保護力減少時，就
容易受外邪風寒暑濕燥熱入侵而生病。而身體氣血失調則自生內邪，
例如上火就是一種火邪，誘發身體各種不舒服或發炎。

◕ 人體內部的正邪之爭

　　《黃帝內經》提及：「正氣存內，邪不可干。」練氣功就是培

養正氣，通過補養內氣來對抗外邪。如果元氣能量低弱，就不足以抵抗邪氣。邪氣也有內外之分，「外邪」除了風寒暑濕燥熱，還包括病毒、細菌、天氣的異常。「內邪」有情緒上的波動、精神上的壓力等看不見的邪氣，就會在元氣虛弱的時候來騷擾你。

人體的正邪二氣相爭每日都在進行，如同天地的陰陽兩面，互相制約與影響。透過練習神奇正陽功，帶動氣血循環旺盛，讓每一個細胞帶能量，五臟六腑有動能，身體上下正常運行，有足夠的能量推動氣血運化，讓氣血相輔相成，五臟和諧運作，交感和副交感神經的自動駕駛功能自動切換，晚上能睡好覺，白天有精神，情緒能適度抒發但不過度，知冷知熱、吃得下、排得出。

練氣功可幫身體達到補養功效，練功後 8 成的人睡眠品質變好、筋骨變柔軟、消除疲倦、解除痠痛、臉上沒有倦氣、眼睛明亮有神。

有學員告訴我，練功校正了他緊張又急迫的慣性，找回放慢的節奏；平衡了左右腳的穩定性；放鬆了總是僵硬的肩頸、脖子更鬆軟；修護了對抗焦慮、壓力等的應變能力。

●● 自主生命的 5 大正向法則

越來越多人在中年之後，不再是自主生命，需要靠一顆藥丸子來穩定血糖、血脂、血壓，或靠藥丸子才能入睡，排便不再是一件容易的事。

我教氣功超過 20 年，提倡自主生命的理念，自主生命就是主動管理生命，健康快樂生活，這是每個人必須學習的生存技能。

自主生命不是解決痛苦，而是找到快樂！我們透過花時間練習功法，找到生命的快樂。練功不是治療疾病，而是為了找到健康！方向很重要，只要方向對了，哪怕多花時間都能走到目的地。

譬如練功，有人領悟快，因為底子好、疾病少；有人年紀大，對動作的吸收力弱，但是不怕走得慢，不怕來得晚，就怕方向沒找對。來白雁家族練氣功，只要跟對老師、跟對方向，培養出正向情緒與正向特質，就能讓我們在任何年齡、任何時候都有體力、有健康、有興趣去過自己想要的生活，這就是自主生命要走的方向。

人到了中年、晚年階段，對很多事情感到興趣缺缺，也難以找到喜悅感，這些都是老化現象。練功一段時間後，你會發現自己的性情開始改變，對很多事物又重新產生興趣了，並懂得愛自己的身體，感謝臟腑的付出、感謝自己擁有的一切，這些正面的、喜樂的改變，都是練功的效果。

法則 ① 自主

年輕時為了工作，很多人犧牲了睡眠、沒時間運動。生病後，只能依賴醫生，甚至只要一次重病，就讓人無法自主生活，起居不僅需要別人照料，就連生死也不一定能自主決定，再多財富也無法買到生命自主權。

我們一定要有正確的認知，醫生、藥物可以幫我們治病，但不能給我們健康。生命中的健康是要靠自己去努力付出，只要每天利用幾分鐘的時間，積極主動地練功調正氣血，就能找回自己的健康，先改變自己，才能自主生命。

法則 ② 自由

　　退休後的人生，可以過着自由自在的生活模式，想跑想跳、想環遊世界，需要好腿腳好體力，年輕時就打好健康底子，想去哪裡都能自由行動。到晚年不麻煩別人，是我們每個人的終極目標，身體先有自由，才能擁有心靈上的自由，每天練功，就是用現在的汗水換未來的自由。

法則 ③ 自然

　　要做到自主生命，有一個要件就是順應自然，中醫養生、道家養生術都非常講求「內求」和「自然」。我們練功後，靠著天然食物加上養生運動，維持內在氣血通暢，臟腑機能正常，就能維持皮膚透亮、精神煥發，這就是身體自然的力量所在。

　　學員常問我「什麼時間練功最好？」，唯順天地大自然之道，練功加強和天地之間的互動，早上陽氣向上萌發，對陽氣不足的中老年人來說，藉著朝陽之力早上練功，可以幫助陽氣向上升發，對身體有很大的好處；到了晚上，轉換為陰柔的能量，氣血逐漸內收，就適合練習和緩的靜功，睡前幫助放鬆身體，進入睡眠。

法則 ④ 自在

　　手機和快速生活取代了以往我們悠閒自在的生活方式。現代人一離開手機、電腦、電視、網路就渾身不對勁。人如果沒有了心中那份安穩和自在，一切就只能外求，靠聲光、刺激、口慾、忙碌填滿生活，但卻又比古人更空虛且漫無目的。

當「自在」從生活中被擠壓出去，剩下的就只有「不得已」、「閒不下來」、「好忙碌」、「極速」等新名詞。而我們的生理、心理也都因此而受傷，無從復原。

透過練功調理好身體，不管到什麼地方都可以非常自在地享受生命。很多人學習氣功後，可以自我獨處，不再感到空虛，可以安靜下來也不覺得無聊，這就是身體找回了自然頻率，身體放鬆了，疾病自然就遠離。

法則 ⑤ 自得

氣功是上天給我們的禮物，每個人都可以自己得到健康。神奇正陽功是奇妙的人體再生修護工程，可以調整血壓、穩定血糖，維持健康身材。只需要鍛鍊 10 分鐘，就能使經絡穴道暢通，血液循環暢通的同時，也獲得健康。

好好保養善待自己的身體，做一個不拖累父母的子女，也做一個不拖累子女的父母。養生並不是等生病了才想到要亡羊補牢，在還沒生病前就應該開始。

簡單的事情重複做，重複的事情快樂做。通過自主生命的功法，校正筋骨、校正習慣、校正心態，每天練功，就是每天的校正功課，日積月累下來，生命更從容自得。

見 證 分 享　　請 你 聽 我 說

修習氣功後，對萬物充滿感謝之情

✦ 氣功學員──游小姐 ✦

　　自學功練功以來，深刻感到自己越來越感性，也特別會去想要向生活中他人的一些小小舉動說出「謝謝」，雖然只是很平常的小事，卻自然就會產生感謝掛嘴邊。

　　每天早上練功，我都滿心感動，這功法讓我自信滿滿，不是驕傲、更不是傲慢，而是一種滿足感，在心中燃起未來充滿了希望與夢想將之成真的自信。

　　感恩老師不藏私教功法，感謝身邊家人和朋友成就我懂得反觀省思，修正不足之處。感謝我願意改變惰性、改掉凡事缺耐性、3 分鐘熱度的習性，越來越喜歡、越來越愛現在因練功而改變的自己了。

神奇正陽功的5個預備練習

透過在閒暇時刻就能做的 5 個神奇正陽功預備練習動作，
在日常生活中貫徹氣功保健之道！

時代在改變，古代的人上班幾乎是靠體力活，全身筋骨關節大量使用，現代人上班靠大腦、眼睛、手指頭；古代人生活在大自然的氣候環境，現代人生活離不開人造氣候環境。

所以現代人末梢循環變差，關節容易僵硬，經絡穴道瘀堵不通。眼睛長期盯著電腦手機 3C 產品，導致眼睛過度疲勞，嚴重的視力衰退。所以我在功法的安排調整，會符合現代人的身體狀況，能在短時間達到好的效果。

氣功分 2 大類：動功以疏通經絡氣血為主，靜功打坐以補養元氣為主。

神奇正陽功將最基本的 5 個預備訓練，融合在功法裡，一日練一日功，常常練習，會有讓人意想不到的神奇效果。

●● 預備練習 5 大式

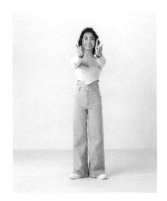

【第 1 式】
眼睛訓練

→ P.184

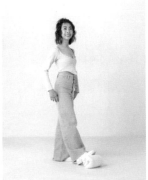

【第 2 式】
腿腳訓練

→ P.190

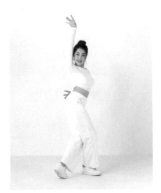

【第 3 式】
螺旋運化

→ P.194

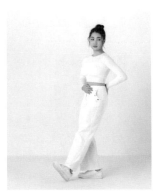

【第 4 式】
漫步放鬆

→ P.200

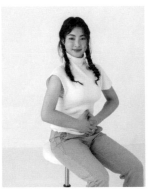

【第 5 式】
吐納補養

→ P.206

眼睛訓練

現代人因長期用眼，導致眼睛易發痠或產生病變，
透過眼訓法，放鬆眼部肌肉，讓眼部氣血恢復順暢。

　　不知不覺，我們已經無法離開手機、平板，長時間近距離盯著
發光體焦點，除了對眼睛的視網膜黃斑部的傷害，更會影響大腦的
功能，影響睡眠。

　　眼睛是心靈之窗、臟腑之精，我們每一天都用這雙眼看事物，
可以看遠看近、聚焦看細節、看到美好的事物。老化或生病，甚至
過度使用，不知如何維護它，不但會產生近視、老花、青光眼、視
網膜等問題，也無法充分運用到它的全部功能，更影響我們每天的
心情。

　　若開始頻繁出現視力減弱、視物模糊、頭暈目眩等情況；或是
即使戴了眼鏡矯正視力之後，還是常常有疲倦、乾澀、畏光等不舒
服，要特別注意眼睛提早老化，而究其原因，很可能是神經失調了。

◉◉ 氣堵塞在頭部，讓人頭脹火氣大

自律神經失調，也是一種氣的失調，氣的循環不順暢，堵在頭部，讓人頭脹、精神緊繃、易怒、臉部發紅發熱，眼睛會有視線模糊、痠脹、乾澀等問題。

《難經》提到：「氣留而不行者，為氣先病也。」氣停滯並且運行不順，就是氣生病了。健康的氣循環，應該是從背後督脈上來，過了頭要往下走，把肝火和心火降下來，但長期工作壓力、長時間盯著電腦手機螢幕，讓肝火上衝、心火越燒越旺，就像腦充血一樣，身體的氣就不容易下去。

這時候你可以試試看眼睛預備練習，幫助恢復氣血循環順暢，平衡自律神經，頭就不會那麼脹，視力也會明亮許多。

◉◉ 熬夜習慣，傷肝又傷眼

中醫指出，子時至丑時（子時為膽經，丑時為肝經）是肝膽經解毒的時間，而「肝開竅於目」，熬夜用眼不但傷肝膽之氣，也會導致肝疏泄不利，眼壓最易升高，要小心近視、老花眼加深，以及青光眼等病變。

所以熬夜念書，長時間近距離用眼，水晶體旁的睫狀肌緊張疲勞，調節焦距功能變差，容易造成視力減退和模糊，眼睛充血脹痛，有人甚至會頭痛想吐。由此可知視力的問題不單是眼睛，其實跟臟腑都是息息相關。

還有一種更嚴重的現代習慣，晚上盯著手機、平板電腦發出的藍光，夜間看藍光不僅傷眼，還會打亂生理時鐘，抑制褪黑激素分泌，影響睡眠。

尤其藍光能量強、波長短，強烈刺激視神經，會大量調動肝氣，耗損氣血能量，讓眼睛容易畏光，甚至眼過敏，只要碰到空汙或空氣品質差一點，眼睛就容易發癢、發紅。

⬤⬤ 增強眼球彈性，可促進血液循環

《黃帝內經》說：「精之窠為眼，骨之精為瞳子，筋之精為黑眼。」藍光傷害，就是傷害到黑眼，耗損筋的精華，損傷肝氣，眼睛變得脆弱、容易過敏，加上工作看電腦、下班用手機，對肝氣的耗損更大。

平時多看遠看近，增強眼球肌肉彈性，加強眼睛的調節力，通過眼睛訓練，幫助我們放鬆眼部肌肉、促進血液循環，可舒緩眼睛疲勞、眼壓高。

練功則補養內臟之氣對近視、老花以及用眼過度引起的視物不明、眼花有明顯改善作用。

眼訓，讓視野更開闊

✦ 氣功學員──余同學 ✦

我常有一種經驗，如果專注想一件事，眼睛長時間盯住一個點，就會一陣眼花，練習眼訓後，我開始懂得讓眼睛輕鬆看，感覺眼睛的壓力都放鬆了。

✦ 氣功學員──魏同學 ✦

我是 600 多度的近視眼，眼睛容易乾癢，常常長時間使用 3C 產品後覺得視線模糊，這兩天練習眼訓之後，感覺眼睛沒有過去那麼痠澀了，不僅比較放鬆，而且視線也清晰起來。

學員練功調查：眼訓對你的幫助

1. 視力變好，視野變更開闊 ....102 票
2. 消除眼睛痠澀模糊.................................60 票
3. 舒緩眼壓高、眼睛疲累 ....39 票
4. 改善白天頭重、昏沉、疲倦 ....28 票
5. 睡眠品質提升 ....16 票
共計 150 位學員參與投票（可複選）

眼睛訓練

加強眼睛的調節力與彈性

平衡自律神經

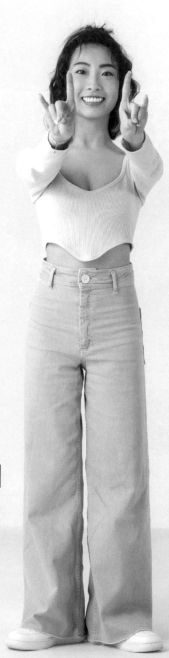

6 秒 × 來回循環 36 次

1

雙眼盡量往遠處看同一個定點，3秒後將視線拉回，再次盯住眼前食指，3秒後看向遠方，動作來回36次。

動 作 預 備

兩腳自然放鬆站立，雙手伸直食指翹起來，舉至眼前。

小提醒

頭部循環比較差，精神容易緊張的人，練習時如果有頭脹、頭痛的感覺不需要太擔心，所有肌肉都是需要訓練的，幾天後就會明顯好轉。

預備練習2

腿腳訓練

腿腳循環不好，除了會有腳腫脹，腳疼痛等問題，
更會影響到臟腑，進而影響到精神層面。

　　我們常聽到人說人老腿先老；武俠小說裡要廢一個人的武功，只要挑斷後腳筋，習武之人從此無法練功。

　　中醫非常重視腿腳的保養與鍛鍊，人體十二正經與五臟六腑息息相關，經脈瘀堵與暢通，甚至決定了內臟的健康或者疾病。

　　手有肺經、大腸經、心包經、三焦經、心經、小腸經 6 條經絡。腿腳有肝經、腎經、脾經、膀胱經、膽經、胃經 6 條經絡。氣行則血行，氣滯則血瘀，經絡瘀堵，氣不通血液循環變差，無法滋養細胞，修護身體虛弱老化的部位。人就會更快速地衰老、更加虛弱，若有慢性病的人則很難復原。

　　常有同學問老師：「我的腳踝常常扭傷，到底是什麼問題呢？」肝主筋，肌腱的彈性與柔軟決定在肝。肝氣從腳下向上行，如果腳踝經常扭傷、膝蓋退化、腰痠、骨盆歪斜，必定影響肝經瘀堵不通。

筋不得血的滋養就容易頸落枕、腳踝扭傷、筋骨僵硬，甚至容易半夜小腿抽筋、腳扭傷、大大影響睡眠品質。

●● 腎與脾，是支撐人體的根本

腎氣是人的根本，腎主骨，決定了一個人的健康、骨骼的質量、關節靈活度，牙齒健康或容易蛀牙、骨質疏鬆症、虛弱無力、元氣不足，都與腎氣有關。

腎經的起始穴道是腳底湧泉穴，一路向上到胸前，常常熬夜睡眠不足則會導致腎虛，起床的時候湧泉穴就緊繃，甚至整個腳底都會疼痛及抽痛。

脾主控全身肌肉，脾經也是從腳向上行，脾虛則容易肌肉無力、肌肉僵硬、腰痠駝背、腿腳痠軟無力、人容易疲倦、導致

腎經與脾經的經絡走向

大包

俞府

脾經
腎經

隱白

湧泉

腎經：起始穴道是腳底湧泉穴，一路向上到胸前俞府穴。

脾經：從大拇指腳趾的隱白穴向上行到胸側大包穴。

肌少症。人體的血糖儲存在肌肉裡，肌肉減少，血糖無處存放就會流動在血液裡，自然血糖增加又提高了糖尿病的風險。

我們身體的重量由腳後跟承擔，腿腳循環不好，除了會有腳腫脹、腳疼痛等問題，更會影響到肝臟、腎臟、脾臟、胰臟的功能，臟腑健康決定一個人的生命品質，更會影響到精神層面究竟是神采奕奕精神飽滿，或是精神委靡缺乏自信。

◕ 腳是人體的第二顆心臟

腳是人體的第二顆心臟，心臟最重要的工作，就是把血輸送到全身，再讓血液回流到心臟。但是腳距離心臟最遠，人又無法抗拒地心引力及老化氣虛。

隨著年紀增長人老化，氣血下行容易，上行困難，元氣不足氣上不來。腿腳慢慢越來越退化，循環變差，血液回流就變差，腿腫腳變大，是心臟負擔加重的一種表現。

練功讓循環變好，對於減輕心臟的負擔很有幫助，心跳緩慢下來，是對心臟最好的補養。

我們一般人大部分是從肺部呼吸，也就是從胸腔呼吸，這種呼吸大多短而淺；遠一點的可以從腹部呼吸，也就是腹式呼吸；如果能夠一路呼吸到腳後跟，就稱作踵呼吸，也就是古人說的「踵息」，一口氣可以到腳後跟。

白雁氣功的最高級課程，生命再生法：超級龜壽功，最後的龜息絲絲入扣，氣沉至踵，達到否極泰來、生命翻轉、樹老重新接嫩

枝。基本要件就是要兩腿經絡暢通，才有辦法達到這樣的效果。

可是現代很多人腳筋是僵硬的、腳後跟是緊張的，所以要用腿腳訓練，把腳的肌腱、韌帶、筋膜都鬆開活絡，讓腳下的經絡循環變好，搭配練功後，才能夠真正達到深層的踵呼吸。

神奇正陽功目的就是為了安定身心，氣從頭頂沉降，幫我們減輕心臟的壓力，心跳慢下來，心神收回來，氣息穩住了，心情安定放鬆，這對睡眠的幫助很大。

見證分享　請你聽我說

氣通先從腳開始

✦ 氣功學員——張同學 ✦

進行腿腳訓練時，小腿肚很痠、筋很緊，但幾次之後，有感覺極少使用的腳後跟及小腿筋終於被拉開。

✦ 氣功學員——邱同學 ✦

雖然是腿腳訓練，卻感覺在治療肩膀舊傷，原來全身的經絡都是相連的，腿腳訓練真不簡單！

✦ 氣功學員——林同學 ✦

腿腳訓練，起初腳麻麻熱熱的，感覺非常痠，過半小時後漸舒緩，同時感覺深層經絡再度被調動起來。

學員練功調查：腿腳訓練對你的幫助

1. 減少腳底筋膜僵硬、緊繃、疼痛 ....93 票
2. 改善腳冷，腳下循環變好............................48 票
3. 晚上比較快入睡 ....38 票
4. 消除腳脹、腳腫...26 票
5. 改善夜尿，能一覺到天亮............................ 7 票
共計 145 位學員參與投票（可複選）

腿腳訓練

- 使臟腑氣血通暢
- 減輕心臟負擔

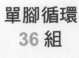

單腳循環 36 組

1

一腳踩在毛巾捲或階梯上，腳後跟落在地上，重心放在腳後跟，接著將重心往前，此為 1 組，單腳循環 36 組後，再換腳做。

小提醒

若有一隻腳感覺腳跟的拉扯感比較明顯，或是重心往前時，小腿肚明顯感覺比較緊，代表那隻腳的循環比較差。

事 前 準 備

- 大毛巾 1 條，捲起備用
- 也可在家中階梯處練習

Tips 以腳尖踩在毛巾上或階梯處。

Tips 重心落在腳後跟。

預備練習3

螺旋運化

神奇正陽功中的螺旋翻轉動作，通過以畫圓方式舒展關節，能幫助氣血循環更好。

宇宙天地之間最大的能量運行方式就是圓，地球 360 度的自轉，地球繞著太陽圓周的運行，太陽系在銀河系裡轉動。螺旋是立體的太極運化方式，孤陰不生，孤陽不長，唯有陰陽相抱，陰陽和合，氣血運行，才達到古人所說的天人相應、天人合一。

●● 單向動作，使筋骨容易勞損

大部分的人會設定目標向前衝，無論是勇往直前或大步向前，我們日常生活中的活動和運動，幾乎是往前的動作，向前伸、向前推進、向前跑等。換而言之，也就是肌肉、筋骨、關節大部分只有單向活動，時間久了就容易勞損，導致五十肩或媽媽肘提前發生。

現代很多科技業、上班族也普遍出現這樣的問題，患上五十肩，

不用等到 50 歲，小小的毛病卻大大地影響生活，無止境的痠痛在半夜鑽入骨頭縫裡，使人輾轉難眠，痛苦萬分。睡眠不足使身體更加虛弱，無法自我修護，惡性循環導致腦神經衰弱，甚至自律神經失調，花很久的時間都好不了，這跟所有的工作都是單一方向的重複動作有關。

所謂「外練筋骨皮，內練一口氣」，練功增強人體的靈活性和柔韌性、補氣疏通、疏通氣脈的功效。神奇正陽功的螺旋翻轉動作，通過畫圓的方式舒展關節，能幫助氣血循環更好。

人體使用最多的關節部位，一旦循環不好，就容易出現磨損、損傷、錯位、增生或纖維化等等，也會連帶使得我們的筋骨、肌肉、肌腱、韌帶、筋膜的循環都跟著出現障礙。

想要身體循環變好，除了鍛鍊我們的肌肉、筋膜、肌腱、韌帶保有彈性，同時要透過氣功獨特的方法，調理經絡達到暢通無阻、穴道順利運轉真氣，讓全身充滿正陽之氣，化瘀祛濁，調節自律神經，有助於睡眠品質，人人都可以自主生命。

學員練功調查：螺旋對你的幫助

1. 關節比較靈活 ....109 票
2. 肩頸僵硬改善 ....69 票
3. 疏通氣血，白天有精神，晚上睡得深...........37 票
4. 身體放鬆不緊繃，晚上好入睡.................31 票
5. 身體痠痛減少 ....21 票
共計 152 位學員參與投票（可複選）

見 證 分 享　　請 你 聽 我 說

螺旋運化，舒緩全身筋骨

✦ 氣功學員──吳同學 ✦

我每天長時間在電腦前工作，一專注就會忘了時間過去很久了，等到感覺痠緊時，起來做做螺旋、旋轉放鬆，而且坐在位子上也能做，超級有效的。

✦ 氣功學員──薛同學 ✦

整個關節都放鬆了，之前的舊傷，像是手腕的媽媽手、肩膀的五十肩都有些小沾黏、小僵硬，現在透過螺旋練習，慢慢地將關節動起來、感覺伸展、柔軟開了，鬆活了許多。

✦ 氣功學員──陳同學 ✦

螺旋對我幫助很大，每天用電腦導致上背痛，必須整脊才會舒緩，做螺旋的時候一直有卡卡的聲音，第二天早上覺得整個上背很輕鬆。

螺旋運化

讓肌腱產生彈性
舒展關節

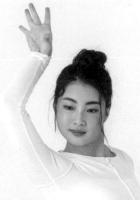

左右練習
12 次

1

左手放置腰後，右手手掌以小指往拇指依序向內收，5 根手指轉動，手腕由外向內側轉動。在手腕轉動同時，手臂慢慢向上伸展。

Tips 兩腳膝蓋保持微彎。

預備動作

肩膀放鬆，手臂放鬆，兩腳張開自然放鬆站立。

Tips 右腳向前一步，左後腳跟抬起。

2

向上螺旋翻轉時的速度
需慢，動作輕柔，像波
浪一般伸展開，將右手
下收縮回，右手重複伸
展 12 次後，左右交換。

Tips 放在後腰的手掌心朝向外側。

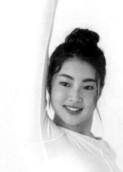

Tips 臀部向右方翹起。

小提醒

螺旋不是拉筋，若關節不
靈活無法完整畫圓螺旋翻
轉，記得要量力而為，練
習幾天後，關節會越來越
放鬆，肌腱一旦有彈性，
就能順勢螺旋翻轉。

漫步放鬆

透過練習漫步，大腦會安靜下來，慢慢讓氣沉在腳底，
並讓副交感神經順利接管過身體的掌控權。

　　我們出生後至 1 歲左右，就學會了走路，但方法卻不一定正確。獨特的漫步調氣法，身心安住在每一腳步，隨著重心轉移，氣血在兩腳底交替，真氣從腳底湧泉穴慢慢升陽向上，腳踝逐漸放鬆，小腿肌肉有次序地放鬆，膝蓋減少受力。

　　心神安定，氣沉丹田，將向外奔騰的意念停下來，回頭關注內心，回到生命的本質。漫步讓「走」這件事不只是一種行為，更是心情的展現！自律神經失調的人，因為對過去的憂愁，和對未來的焦慮，導致睡不踏實、睡不沉，晚上容易醒，或者入睡困難。

　　由於大腦是人體中對氧需求量最大的器官，正常人腦的重量只占身體總重量的 2% ～ 3%，耗氧量卻占人體總耗氧量的 20% ～ 30% 以上，占心臟輸出血液中含氧量的 1/6，也就是說，身體其他部位的氧氣全部利用起來，也只能供應大腦使用不超過 4 分鐘。

◖◗ 憂思過度，易使大腦提前衰老

全世界各宗教都在教導信徒，把煩惱放下、不要憂愁，憂傷的靈使骨枯乾，停下腳步打坐 10 分鐘放下一切……現在的科學證實，用腦是耗氧，更會消耗大量的能量。當我們煩惱不斷、精神緊張，變成完美主義者、希望面面俱到……這都是巨大的耗能，促使大腦提前衰老。

提前衰老也會讓神經混亂，大腦控制全身機能及神經系統，特別是自律神經。所以古人說，心神不寧則魂不守舍。現在我們了解雜念相續、憂愁不斷會讓人體處在耗氧狀態，缺氧後緊接而來的就是心煩意亂，人容易疲倦、眼睛疲勞、筋骨緊繃僵硬、氣血不暢通，全身不舒服，嚴重影響睡眠品質。

透過練習漫步，大腦會安靜下來，幫助我們心神安定，心安了，就不恐懼，不會杞人憂天，不再憂愁未來或懊悔過去。所以說，下班後回家睡覺前，一定要先練習漫步達到心神安寧。

我建議，睡前要多做幾回的漫步，慢慢讓氣沉降在腳下。你會發現，做完之後腳底熱起來，心靈產生祥和感，頭上不再沉重，腳下會生熱，有踏踏實實的感覺。

◖◗ 人體的氣向下沉降，自然能睡得深

漫步其實就是正常地走路，只是把它的動作放慢了，用更輕鬆、更自在、更享受、更專注的感覺去漫步。很多同學練著練著，眼皮

越來越重，想睡就很快能睡著，睡覺深沉很多，而且白天精神比較好，可以明顯感受自己的步伐是悠然自得的，心神是安定的。我鼓勵大家：非常好，繼續練！

漫步有 2 大作用，一是意念專注腳下，雜念減少使大腦沉靜；二是使氣沉降到腳下。人只要氣浮在上頭，交感神經就特別活躍，晚上容易睡不好。當氣下沉到腿腳下，副交感神經恢復功能了，身體就舒服放鬆了。

在家練習漫步可以穿室內鞋，或是穿五趾防滑襪效果更好。漫步走路動作很自如隨意，我們的心也跟著收回來，達到身心靈合一，自主生命。

學員練功調查：漫步對你的幫助

1. 放慢腳步，不再這麼急躁............................70 票
2. 放鬆心情，減少焦慮煩躁........................47 票
3. 睡前心情安定，不會胡思亂想....................19 票
4. 改善失眠，睡得比較安穩............................ 8 票
5. 改善睡前忙不完、腦袋停不下來的問題 .... 5 票
共計 149 位學員參與投票（可複選）

見 證 分 享　　請 你 聽 我 說

從此一覺到天亮的夜功

✦ 氣功學員──楊同學 ✦

原本半夜會醒，翻來覆去許久才能睡著，自練漫步到現在，沒再半夜醒來了。

✦ 氣功學員──陳同學 ✦

漫步練習後，睡眠特別香甜，沒有夜尿，一覺到天亮。早上起床，比以往都有精神，太棒了！

✦ 氣功學員──張同學 ✦

漫步讓我發現，一步一步慢慢地踏出去是如此困難，心總是焦急地想快速往前走，好不容易走順一點，又發現自己肢體僵硬，完全沒有漫步的感覺。雖然如此，睡前我還是練習到哈欠連連，馬上上床睡覺，神奇的事情發生了，我從來沒有這樣不知不覺就立馬昏睡的經驗。雖然夜間起來上了 2 次廁所，但重新躺下後都很快又睡著了。不能說睡眠品質馬上就會變好，但對我而言，已經算是個奇蹟了。

預備練習
4

漫步放鬆

- 使大腦沉靜、減少雜念
- 後直接上床入睡
- 放鬆交感神經，有睡意

1

一腳向前邁出去的時候，從腳後跟開始，到腳尖，逐步往前受力。

Tips 背打直，留意不要駝背。

Tips 兩腳膝蓋保持微彎。

前腳

預 備 動 作

兩腳張開自然放鬆站立。

重心受力方向

2

前腳做完之後，後腳才接著抬腳跟，重心往腳尖慢慢受力。左右腳輪作為 1 組，可以做 36 組，睡前時做，等到有睡意時就可停止，並上床入睡。

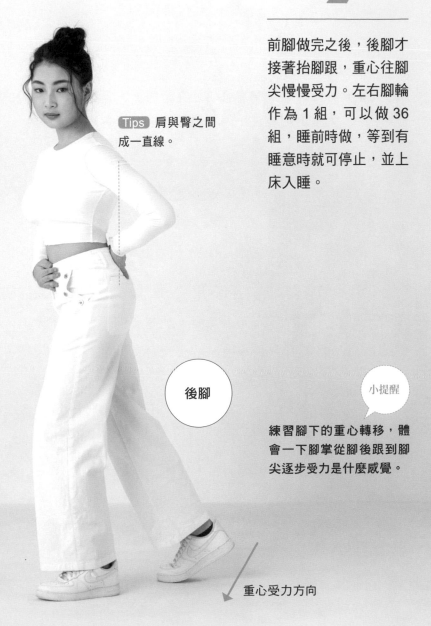

Tips 肩與臀之間成一直線。

後腳

小提醒

練習腳下的重心轉移，體會一下腳掌從腳後跟到腳尖逐步受力是什麼感覺。

重心受力方向

吐納補養

每天花幾分鐘練習，將意念專注在呼吸上，會讓人心神更加安定、
大腦更加專注，對於增加休眠力會有明顯成效。

我們身體各個器官的自動駕駛功能是不受大腦意識控制，只有呼吸，可以人為的方式加以改變，把注意力集中在呼吸上，透過我們的意識、意念去調節呼吸。當我們有意識地控制呼吸時，就叫做「吐納」，也可以說是有竅門的呼吸。

很多人可能認為，呼吸是再平常不過的事，缺氧了多喘幾口氣就可以。事實上，氧氣從呼吸道進入肺部，到與血紅蛋白緊密結合，再到被血液運送到各組織器官，任何一個環節發生障礙，都可能造成慢性缺氧。

當我們把意念開始專注到呼吸上面，最重要的訣竅是：先呼氣、再吸氣。

訓練呼吸的時候，首先需先將濁氣呼出後，才開始正式練習吐納。你可以試一下：直接先吸一口氣，會發現氣吸得不深，甚至也

很難把這口氣吸到腹部。

現在來試試換成先吐氣：把體內的濁氣盡量先吐出去，然後再慢慢吸氣，你發現可以吸得更多更深，而且容易吸氣到腹部。

◐ 吐納訣竅：讓氣先出後進

古人常說，「真傳一張紙，假傳萬卷書」，跟對老師才能學對功法，吐納訓練第一個訣竅就是掌握「先出後進」規律。

健康的身體也要按照先出後進的規律，例如早上 5 點～ 7 點，是大腸排毒的時間，醒來先去廁所排小便，接著喝水，腸胃蠕動後排便，排乾淨之後才吃早餐。學氣功練吐納呼吸，可以有效地讓全身放鬆、神經不緊繃，消化系統恢復正常。

動功肢體動作幫助我們氣血循環暢通，靜功幫助身體補養，讓大腦、心神放鬆、魂魄安定。而吐納就是入靜放鬆的竅門，一呼一吸之間，為身體帶來很大的能量效果。

很多人現在的呼吸是短呼吸，或者是急促的呼吸，我建議每天花幾分鐘練習，將意念專注在呼吸上，一段時間後你就會有感覺呼吸變得細而均勻，然後氣會越呼吸越深長。人比較容易放鬆了，心神更加安定，大腦更加專注，對於調節副交感神經、增加休眠力都會有明顯的效果。

在吐納中，感受到精神的放鬆

✦ 氣功學員──顏同學 ✦

吐納練習，很快讓我放鬆，呼吸明顯細長了，深沉緩慢，且專注力改善。

✦ 氣功學員──許同學 ✦

我的呼吸改變了，吸氣時慢，呼氣時較長，感覺心情很放鬆，練習完很想睡。

✦ 氣功學員──黃同學 ✦

練習時感到特別的平靜，呼吸漸漸慢下來，變得平穩，身體非常放鬆，感覺很舒服。

見 證 分 享　　請 你 聽 我 說

✦ 氣功學員——李同學 ✦

經過幾天的練習，我真的明顯感覺到情緒較不會因為突發狀況而波動，能夠保持冷靜和想得開，原來光是調息、改變呼吸方式，就有如此強大的效果，實在是好神奇呀！

學員練功調查：吐納對你的幫助

1. 減輕壓力，放鬆心情 ....95 票
2. 容易入睡，睡眠比較深沉.........................33 票
3. 呼吸比較順暢，肺活量變大 ....23 票
4. 精神變好，精力充沛 .... 6 票
共計 157 位學員參與投票（可複選）

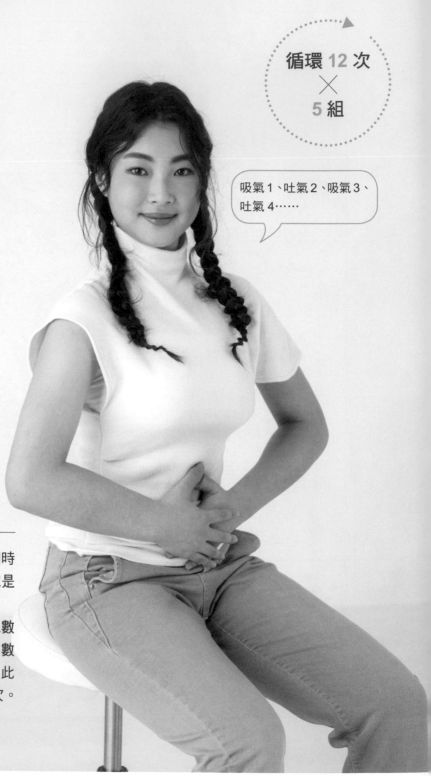

吐納補養

・提升睡眠品質
・減輕壓力，放鬆身心

循環 **12** 次
×
5 組

吸氣 1、吐氣 2、吸氣 3、吐氣 4⋯⋯

1

以鼻子吸氣，口鼻同時呼氣，一進一出，就是一息。

專注在呼吸上，吸氣數1；呼氣數2；吸氣數3；呼氣數4⋯⋯以此類推，設定數到12次。

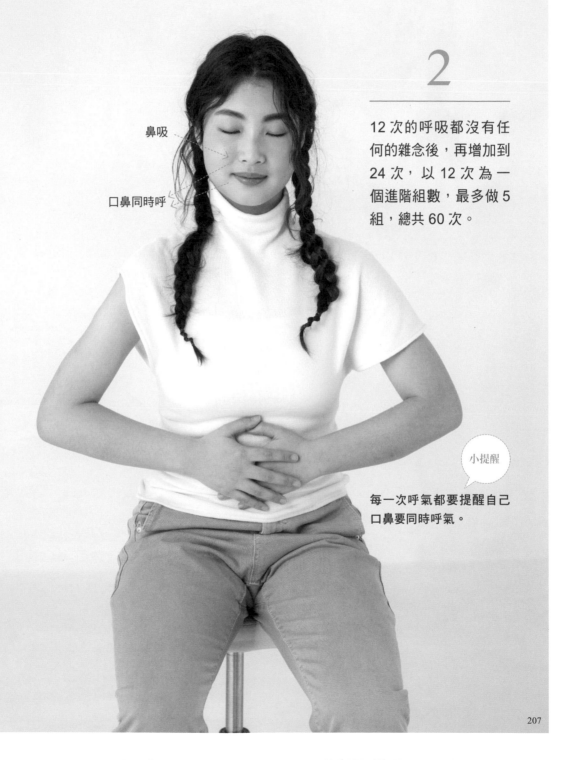

鼻吸

口鼻同時呼

2

12 次的呼吸都沒有任何的雜念後，再增加到 24 次，以 12 次為一個進階組數，最多做 5 組，總共 60 次。

小提醒

每一次呼氣都要提醒自己口鼻要同時呼氣。

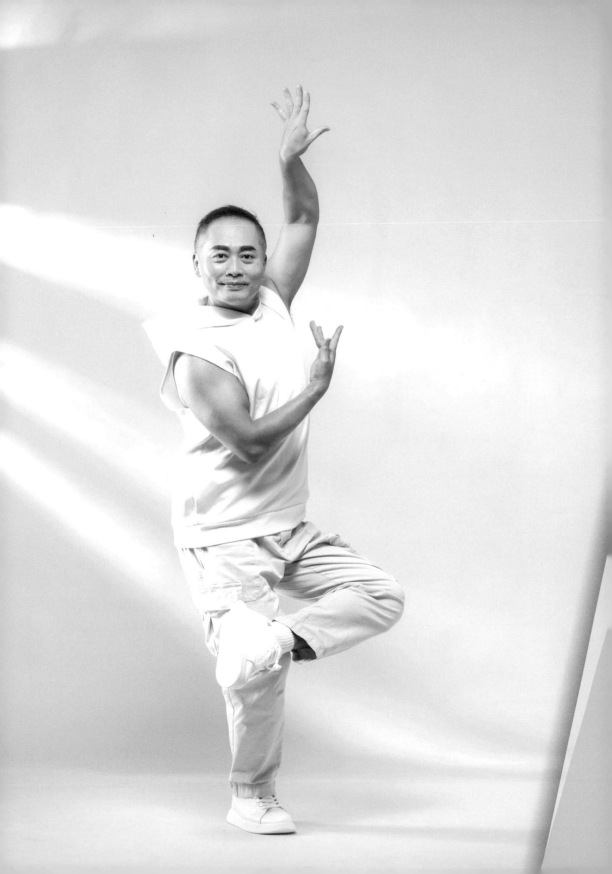

第五章

7日入門預備功，
對症解壓解痛、入好眠！

此篇將以「動靜相兼」的方式，

通過 7 個動功及 1 睡前靜功，

讓大家學習慢動、慢呼吸，同時練習引氣下行，

調節現代人最容易失衡的自律神經功能。

練養相兼，調節身體能量

神奇正陽功通過 7 個動功及 1 個睡前靜功，能學習慢動、慢呼吸，
同時練習引氣下行，透過功法校正人體自動駕駛。

古人「日出而作，日落而息」，身體跟著大自然的規律生活，
這是最簡單而自然的事，但對現代人來說，卻是非常困難，「睡不
好」因此成為全球關注的問題。

我們人體要維持一整天正常的自動駕駛工作，有賴於交感神經
與副交感神經的相互協調運作，如同踩油門時就向前，踩煞車就可
以停下。早上太陽升起，人也跟著醒來，交感神經開始調動起來，
全身五臟六腑甦醒活絡，血管暢行有彈性，筋骨肌肉有力，來完成
白天的活動與工作。

到了傍晚，副交感神經開始接手過交感神經的工作，這個時候
我們的心跳逐漸放慢，我們的筋骨慢慢放鬆，五臟六腑也放慢了腳
步，準備迎接晚上的放鬆休息。

●● 先疏經絡，再通氣血

道家氣功流傳千年以來，一貫強調「練養相兼」的養生理念。然而現代人的生活模式，卻很難依據日出而作，日落而息，但只要抓住最關鍵的核心訣竅，運用神奇正陽功快速調整能量系統，就可以在該休息的時候，能好好休息養護，透過練功，增加身心的疏通補養。

再說到古今練氣功養生，需求和方式也是大不相同。古人練氣功，一般都是以調息為主，因為經過白天的體力勞動，已經有足夠的筋骨活動，晚上再練習呼吸調息這類靜功，就能達到動靜相兼的養生目的。

可是現代電燈發明後，再晚也照樣燈火通明，即使日夜顛倒都不是問題。電視、電腦、手機的普及，讓大部分人的工作和休閒模式變得靜止不動；再加上飲食改變，大量的蛋白質攝取，冰冷的飲料，使得很多人出現嚴重氣堵的現象。

一旦氣堵住了，氣血循環就會變差，所以我在教授養生氣功時，第一步最重要的就是幫大家先疏通經絡。例如白雁氣功揚名國際最著名的功法，都是因應現代人的身體需求而調整的慢動調氣血方式。

●● 先動功，再靜功，最符合當代人需求

至於呼吸、吐納、或靜功，一般都是接續在動功之後，先以動功疏通身體經絡，然後才能進入到寧靜的身心狀態，動靜相兼、陰

陽平衡，身體才可以快速修護療癒。如果一開始先練靜功，很多人便會因氣血不通，造成昏沉、痠痛、記憶力不集中，雜念很多的狀況出現。

這是因為我們白天已經使用腦力工作一天，工作模式又多是靜止不動，這會讓頸椎產生氣血的死角，導致氣血的循環變差。

許多人容易產生頭重腳輕的現象，正是因為用腦時氣血向上衝腦，但是頸部肌肉僵硬經絡不順暢，所以時常頭暈頭脹及四肢無力。

因此，我在神奇正陽功這本書裡面教的入門預備功，也會以「動靜相兼」的方式，通過 7 個動功及 1 個睡前靜功，讓大家學習慢動、慢呼吸，同時練習引氣下行。

透過功法放鬆身體、調節呼吸、校正人體自動駕駛，調節現代人最容易失衡的自律神經功能，幫助我們平心靜氣，安定情緒，進而改善胸悶、心悸、呼吸不順、失眠等亞健康症狀。

放慢呼吸，放鬆才能行氣

若能意識到自我鍛鍊呼吸，將焦躁難耐的心頭火降溫，
讓身體速度與呼吸節奏慢下來，身心才能達到真正的放鬆。

慢呼吸，跟放鬆有很大的關係，現代人忙碌又高壓，很多人都有呼吸短淺的現象。

當我們緊張焦慮、心浮氣躁時，呼吸會是短而淺的，這種呼吸方式會造成血液中的氧氣和二氧化碳含量減少，身體長期缺氧就容易疲勞、注意力不集中、胸悶、打鼾、憂鬱、過敏、睡不好，也就是現在很多人有的自律神經失調等問題出現。

反之，如果我們能夠放慢呼吸，大腦會認定人體處在放鬆狀態，副交感神經就會啟動，心跳、情緒都會保持穩定。

疫情發生的這幾年我們都隨時戴著口罩，實際上這也讓人體長期都處在缺氧的狀態。

我參加許多健康節目，都有談到戴口罩缺氧的議題，許多醫師從儀器偵測戴口罩確實會讓血氧降低。

醫生們也指出，本來就體質虛弱或者有慢性疾病的病患，因為缺氧大大影響健康，甚至加重病情。現場的氣功教學，快速地看到血氧恢復的效果，好幾位醫師告訴我，氣功這種慢運動很適合體質虛弱的人，對不能激烈運動的人也有很好的幫助。

◐ 呼吸 VS. 吐納的差異

呼吸

呼吸是一個人心情的外在表現，呼吸若能放慢，表示人的身心是真的處於放鬆狀態；相反的，心情不能放鬆，呼吸也就慢不下來。所以練氣功都會有調息、調氣的步驟，所謂的調息、調氣，就是「專注甚至改變呼吸節奏」，透過調整呼吸來放慢身體節奏，放鬆心神。

由於呼吸是潛意識行為，即使我們晚上睡著的時候，在完全沒有意識的狀態下也能夠正常的自然呼吸。

吐納

吐納就是在有意識的控制之下，所產生的一種呼吸及能量訓練的方式。呼吸和吐納的主要差異，就在潛意識和有意識的強化。

人體的自動駕駛，像是心跳、血壓、唾液分泌、腸胃蠕動、出汗、體溫等，我們無法自主去控制。

只有呼吸最為特殊，除了可以自動化，也可以人工化，也就是說，我們可以通過吐納訓練，有意識地調節呼吸節奏，進而調整自

己的呼吸方式。

　　透過神奇正陽功練習，可以有意識的自我鍛鍊吐納自然、平穩、順暢，將焦躁難耐的心頭火降溫，讓身體的速度與呼吸的節奏慢下來。這種勻、細、深、長的吐納方式，就是在增加身體的含氧量，人體得以補養外來的能量，這樣的吐納方式，讓我們每一口氣都帶有能量。

動靜相兼，配合呼吸調息

一呼一吸，代表氣的升降，是排出濁氣、吸入清氣的過程，
更是一種能量的交換。

氣功學常說「內練一口氣，外練筋骨皮」，這裡所說的一口氣，
就是指呼吸調息。練氣功講究動作與呼吸配合協調，一動一靜，一
張一弛，幫助我們身心放鬆，人體氣的運行就會順暢。

這種調氣的方式，就是以意調息，練習呼吸深長、均勻、和緩，
也就是氣功學裡面所說的「內練一口氣」，更是日常養氣最簡便有
效的方法。

⬤⬤ 自然呼吸，心平氣和

對於呼吸，我常分享給學員一個觀念，練習氣功的時候，先讓
自己保持「呼吸自然」後，再練習「腹式呼吸」。

所謂的「腹式呼吸」，講的是肌膚毫毛、肌肉臟腑，天生都帶

有呼吸功能，但必須是深度呼吸才有辦法做到，深度呼吸可以吐出較多的二氧化碳，吸入更多氧氣到全身。

「呼吸自然」，指的是自然進行的腹式呼吸，並不是刻意將肚子凸出去或者凹進來，也不必特別去注意自己的呼吸活動，因為我們在練功時，動作相當地慢柔和緩，在最放鬆的狀態下，呼吸也會配合地自動慢下來，達到比平時更慢更深的呼吸頻率。

一般我們在自然呼吸的時候，吸氣時氣上升，呼氣時氣下降，氣的升降本來就跟呼吸息息相關。透過練功，將呼吸鍛鍊得均勻深長後，由丹田帶領的腹式呼吸，引氣能下沉而不上浮；接著呼出濁氣，也能吸收清氣；再者，還能啟動腎的收納作用，將好氣收進「人體能量庫」丹田裡。

健康小百科

氣沉丹田，補養腎氣

丹田在肚臍以下，在中醫是屬於腎的範圍，也是人體的能量庫。

古人認為，練丹田有快速補氣血，排出病氣，以及延緩衰老的作用，所以透過練功，引導氣到丹田，就是在鍛鍊丹田，對身體有補養腎氣的作用，腎氣足了，人就會精力充沛，人體抵抗力也會增強。

每當練完動功，回到標準站立式（兩腳與肩同寬，平行站立）時，同樣只要自然呼吸，呼氣吸氣，身體放鬆，有助沉氣降氣。

此時胸、背、腰、胯放鬆，全身的肌肉都是放鬆的，可以感覺到腹部放鬆，但有充實感，這時人體重心一往下，便會發現兩腿更有力穩健，腰胯以上輕鬆靈活，經常練習促進血液循環，可以幫助我們呼吸更順暢，睡眠品質也變好。

●● 靜功調息，養心氣，安心神

平時我們在練動功的時候，並不會刻意注重呼吸，而是更強調在意識、情感上，把意念放在身體的各個經絡或器官，或者是喜悅的情緒上。

反過來說，當我們有意識控制、調節呼吸時，就是進入吐納練習，這時候動作就不是重點了，而是需有意識地去管理自己的呼吸。

有人或許會提問，我們白天活動時呼吸，晚上睡覺時也在呼吸，呼吸是人體的本能，為什麼還要多此一舉去管理呼吸呢？

人體的自動駕駛，不受大腦意識控制，而是由我們的心神自主運作。從氣功學的角度來說，一呼一吸，代表氣的升降，是排出濁氣、吸入清氣的過程，更是一種能量的交換，若想要心神安定，自動駕駛運行自如，必須有心氣這股能量的推動。

中醫認為「心主血脈」、「心主神志」，心氣推動全身的血脈運行，也主宰人的精神情志。當氣血調和，自然血脈通暢，情緒平和。但是觀察現在的人，最常見現象卻是心氣不足、心神不安，所

以很容易有心悸、失眠、焦躁、煩悶等問題出現。

我是專業的氣功老師，超過二十幾年的氣功教學。每一次上課前，我必須早上 5 點起來練功運氣 2 小時，從早上 10 點上課一直到晚上 11 點才能回房休息，長久下來，身體當然會疲憊勞累。但是每次看到學生脫離病苦重獲健康，就是我繼續堅持推廣的動力。

健康小百科

心氣不足的 3 種表現

① **胸悶氣短**

心氣是推動心臟跳動和血脈暢行的一股能量，所以心氣虛衰的感覺，就是常覺得自己的氣不夠，容易有呼吸短促、急促、微弱、胸悶、喘不過氣來等情形發生。

② **心慌心悸**

當心氣不足、無力，會心神慌亂不安。剛開始偶爾感到心臟在亂跳、心跳加快、心裡發慌、不安、害怕、不舒服的感覺頻率越來越頻繁，需注意這也是心臟機能開始衰退的警訊。

③ **疲累乏力**

心氣不足會加重身體的倦怠感，人就容易出現勞累、乏力、易出汗、沒食慾、臉色蒼白的狀態。

長期的壓力，勞心勞力，過多的擔憂、焦慮、心事多，心越累，心氣損耗就越大。另外，經常的失眠熬夜、睡眠不足，也在不斷傷害心氣，透支自己的元氣。練習吐納，能調節副交感神經、幫助人體放鬆，心神安定，同時修補受損的心氣。就像每次回到家，WiFi會自動連線一樣，練習吐納時間久了，副交感神經已被調正、訓練、呼叫，自動連線的閥門就打開了，讓副交感神經能隨叫隨到。

　　練習靜功，有助於安定神經、舒緩情緒，幫助快速入眠。透過輕柔緩慢、專注意念、調整呼吸的練習，讓身體在睡覺之前產生安定感，身體舒適，心情自然也放鬆。放下對過去的悔恨憂愁，減少對未來的焦慮擔憂，因此容易進入睡眠，睡眠品質更好。我的很多學員都有睡眠障礙，來練了氣功之後，睡眠得到大大的改善。

◉◉ 安睡靜功，關照身體安定神經

穴位順序

　　平躺在床上，兩手自然舉起到頭頂，從頭頂❶百會開始→經過❷天目 →❸承泣 →❹迎香 →❺人中 →❻承漿 →❼廉泉 →❽天突→❾膻中，繼續一路向下到→❿中脘 →⓫水分 →⓬神闕 →⓭氣海，直到⓮關元，兩手放輕鬆。

練習方式

1. 以兩根食指，或是用兩手掌輕觸 14 個穴位，順著任脈向下走。
2. 用手導引穴位，不需要完全準確，最接近的位置即可。

練靜功經過的穴位

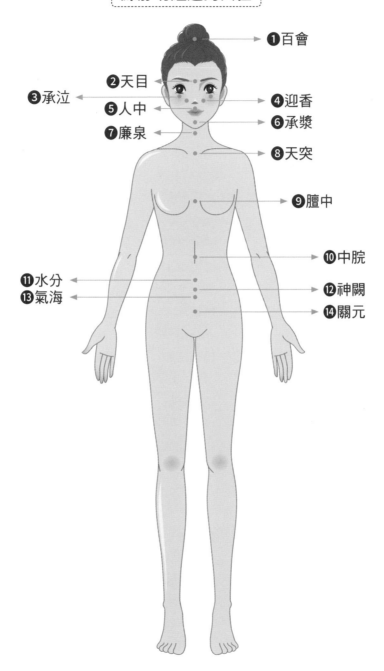

❶ 百會

❷ 天目

❸ 承泣

❹ 迎香

❺ 人中

❻ 承漿

❼ 廉泉

❽ 天突

❾ 膻中

❿ 中脘

⓫ 水分

⓬ 神闕

⓭ 氣海

⓮ 關元

穴位對應的位置和作用

穴位	位置	作用	主治
❶百會	頭頂正中	開竅醒神，升陽益氣	焦躁，頭痛，頭重腳輕，目眩失眠，痔瘡，高血壓
❷天目	前額正中線，兩眉中點	明目通鼻，寧心安神	頭痛，失眠，鼻竇炎
❸承泣	兩眼下方	散風清熱，明目止淚	近視，遠視，青光眼，白內障，視神經萎縮
❹迎香	兩鼻翼旁	宣肺，散熱，通鼻竅	鼻炎，鼻塞，鼻竇炎，流鼻水，牙痛，感冒
❺人中	人中溝	鎮靜安神，醒神開竅	中暑，中風，面神經麻痺，急性腰扭傷
❻承漿	下嘴唇與下巴間的凹陷處	疏風瀉火，通利口齒	口眼歪斜，面腫，齒痛，癲癇
❼廉泉	頸部正中線，喉結正上方	開竅除痰，清火利喉	舌乾口燥，口舌生瘡，中風失語
❽天突	頸前正中線，鎖骨正中下凹處	宣肺降氣，利咽開音	甲狀腺腫，喉嚨腫痛，聲音嘶啞，支氣管炎
❾膻中	胸部正中線，兩乳頭連線的中點	寬胸降氣，宣肺通乳	心煩，心悸，呼吸困難，咳嗽，氣喘
❿中脘	腹部正中線，臍上四橫指處	和胃理氣，通腑化滯	各種腸胃病，頭痛失眠，精力不濟
⓫水分	腹部正中線，臍上二橫指處	健脾胃，利水濕	腹脹，腹瀉，腸鳴，水腫
⓬神闕	腹部正中線，肚臍位置	藏精養氣，開竅醒神	疲憊體乏，便祕，婦女不孕
⓭氣海	腹部正中線，臍下二橫指處	益氣升陽，補腎調經	婦科病，腰痛，夜尿，大便不通
⓮關元	腹部正中線，臍下四橫指處	培補元氣，益腎調經	月經不調，手腳冰冷，神經衰弱，失眠症

練習氣功後，一覺好眠到天亮

✦ 氣功學員──謝小姐 ✦

謝小姐是一位保險從業人員，懷孕期間先生暴斃，留下遺腹子，她只得自己扛起所有的責任。母兼父職的她身心疲憊，又有業績的壓力，常常覺得時間不夠、體力不足，之後開始心悸、焦躁、煩悶，最後嚴重失眠，每天幾乎是凌晨 3 點之後才能入睡，早上 7 點之前就要醒來為兒子打理準備上學，再趕往公司上業務晨會。

朋友推薦她學氣功，第一天她跟著彥寬老師練習動功，將意念放在肩背，放慢呼吸……

隔天早上再來上課，她興奮地告訴老師：「昨天我下課回家，晚上 7 點躺在床上休息，竟然一覺到天亮，直到早上 8 點才醒來。兒子告訴我，昨晚有消防車進到巷子，發出非常巨大的噪音，但是我全然不知，今天早上醒來我覺得世界是美好的，眼睛都明亮了。」

神奇正陽預備功，
減壓放鬆助好眠

**透過預備功的練習，能幫助人體升發陽氣，
讓筋骨放鬆、疏通經絡。**

　　萬物要生長離不開太陽，人體也有小太陽，就是我們體內的陽氣。要幫身體補陽氣，跟著太陽調整作息就對了。舉例來說，熬夜會耗費能量，早一點睡就可以減少耗能；每天早上太陽升起，我們人體陽氣也要升發，所以早上練習氣功，推動能量周天運行。

　　透過練氣功補陽氣，可以使我們的整體循環變好，經常練習幫自己減壓放鬆，解乏消疲倦，還有幫助睡眠、增強體質的好處。陽氣慢慢累積起來，你會感到身體很輕鬆，精神很愉悅，這就是補養了精氣神。

　　我特別為神奇正陽功這本書設計了七日入門預備功，能夠幫助我們升發陽氣，和緩的氣功運動讓筋骨放鬆、疏通經絡，身體微微出汗、排痰、排便。好的新陳代謝是朝向自主生命的第一步。

　　七日入門預備功結合了自然呼吸、慢呼吸、吐納方式來幫助我

們沉氣降氣，達到引氣下行，潛陽入陰的效果，所以晚上也可練習。最後再提供大家一個養眠祕笈，就是練完入門預備功，睡前再以安睡靜功（P.220）陪伴入睡，這樣身體放鬆，心情安定的狀態最有助睡眠。

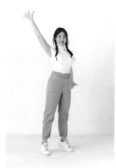
【一伸式】
改善肩頸僵硬
→ P.228

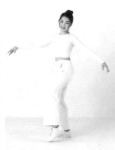
【二行式】
改善腳腫腳脹
→ P.232

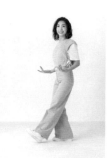
【三攪式】
改善腰痠背痛
→ P.238

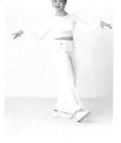
【四漫步】
改善心慌缺氧
→ P.244

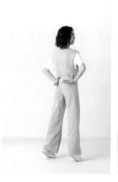
【五固腎】
改善呼吸短淺
→ P.250

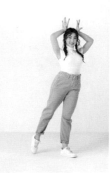
【六疏肝】
改善煩躁焦慮
→ P.258

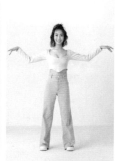
【七聚氣】
改善胡思亂想
→ P.266

Day1 一伸式

一伸式除了幫助放鬆肩頸，釋放內心壓力，
同時也放鬆興奮的大腦和交感神經，讓你輕鬆擁有好睡眠。

　　很多上班族因久坐，導致氣血循環變差，肌肉緊繃，經絡穴道受阻很容易引起肩頸僵硬，肩頸背痠痛；再加上吹冷氣，脖子受寒，氣血凝滯更會加重痠痛。長期肩頸痠痛不但很影響情緒，也會讓睡眠品質大打折扣。

　　在辦公室一忙起來，常常連水都忘了喝，可是肩頸僵硬痠痛，你當下一定有感覺，如果你很能忍，它還會繼續向上作亂，用頭脹、頭痛來提醒你，到了下午就頭痛欲裂，腦袋像要炸開一樣，甚至持續到下了班，睡覺前，都還是很不舒服。

◐ 一伸式，將緊縮的臟腑與筋骨鬆開

　　我常常提醒學員，「愛自己」不能只有口號要有行動，對身體

多一點關照，當白天感覺到脖子緊、肩膀痠時，起身練習 3 分鐘的一伸式，有效舒緩肩頸的僵硬感和痠痛感。

通過伸展，將筋骨皮肉，和五臟六腑動一動。一伸，全身筋骨關節活絡，血液循環到身體末端；一縮，血液回到胸腹腔，臟腑得到氧氣。可以疏通和提高身體各個器官的功能和作用。

晚上睡前也可以練習一伸式，除了幫助放鬆緊張的肩頸，釋放內心的壓力，同時也放鬆興奮的大腦和交感神經，讓你輕鬆擁有好睡眠。

一伸式

- 幫助全身氣血循環
- 改善肩頸僵硬、放鬆關節

一伸式 QRcode

預備動作

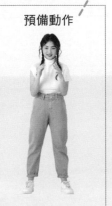

- 早上起床後用以舒展筋骨
- 下午或晚上用以放鬆肩頸

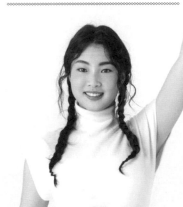

20 秒
×
循環 3 分鐘

1

兩手在胸前，手心相對，為預備動作。左手向上伸的同時，右手同樣向下伸展，後腳跟隨動作慢慢抬起。

Tips 後腳跟隨著手的起落抬起與落下。

一組
20 秒

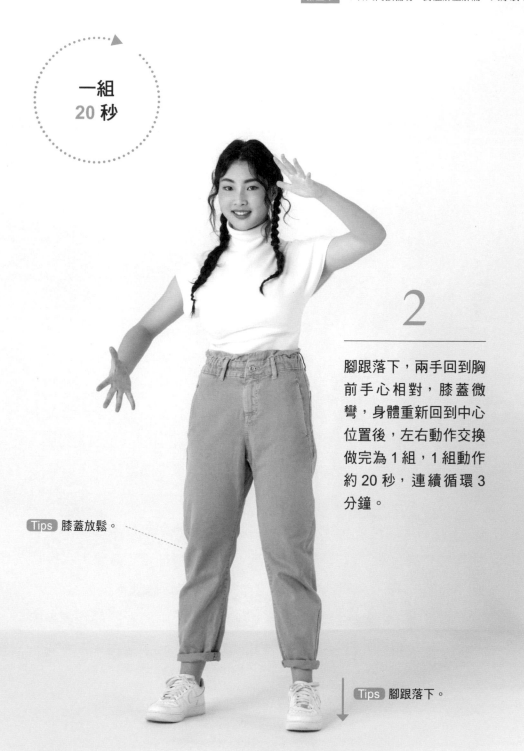

2

腳跟落下，兩手回到胸前手心相對，膝蓋微彎，身體重新回到中心位置後，左右動作交換做完為 1 組，1 組動作約 20 秒，連續循環 3 分鐘。

Tips 膝蓋放鬆。

Tips 腳跟落下。

Day2 二行式

「行」就是運行，幫助氣血運行到全身部位，滋養身體，
同時配合吐納補養能量，將養分輸送至全身。

　　現代人勞動少、思慮重、煩惱多，飲食不夠天然，長久下來不只容易氣血虛弱，體內痰濕、氣滯血瘀。尤其是久坐，常造成人體清氣不升，濁氣不降，損傷脾胃功能。濁氣堵在頭部，就容易頭脹、頭暈；堵在腹部，則容易腹脹、腹痛，還會讓身體瘀積許多濕氣排不出去，造成下半身腫脹，雙腿浮腫。

　　特別是整天坐著辦公的人，用腦過多，耗氧耗能容易疲倦，氣血無法充養大腦，就容易頭暈眼花。加上全身循環不好，進食後常肚子鼓脹，不停打嗝放屁，有時還會腹痛，腸胃蠕動不良。

　　到了下午就開始腳脹、腳腫、腳步沉重，由於身體積水多，排水又不好，也會使得夜尿頻率增加，常常因此而中斷睡眠，睡眠品質大降。

●● 二行式，將氣血運行到全身各部位

我會建議這些人白天多練習二行式。行，就是運行，幫助氣血運行到全身各部位，滋養我們的身體，同時配合吐納補養能量，將養分送到全身。

練習過程中，會發現自己一直不由自主地打哈欠，這是很好的反應，代表身體疲倦的濁氣排出去，越練身體越放鬆。

二行式腳跟「提，落」的動作，引氣下行，強化身體的水液代謝功能，消除體內濕氣、改善腿脹腳腫、減少夜尿，對提高睡眠品質有很好的效果。

晚上練習二行式還有一個好處，就是改善上班族白天用腦過多，到了晚上仍然氣上浮下不來的狀況。

所以練二行式時，當我們意念想著腳跟，氣就能下沉到腳底，幫助頭頂的氣慢慢下行到後腳跟，活躍的大腦安靜下來，紛亂的思緒也平息下來，躺在床上很快就能睡著。

二行式

幫助氣沉降到腳底、減輕心臟負擔
改善腳腫腳脹、促進腿腳循環

二行式 QRcode

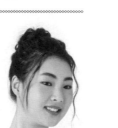

練習時機

- 下午時段促進水液代謝
- 睡前幫助氣下沉

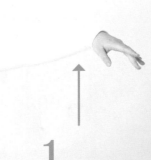

1 組 20 秒 × 循環 3 分鐘

1

身體朝向前方，手放在身體兩側，為預備動作，左手在前，右手在後，兩手同時慢慢向上抬起。

Tips 右腳跟抬起。

胸腹腔慢慢向上挺，身體轉向右側，右腳腳跟也隨著手的動作慢慢抬起，膝蓋微屈，以腳尖撐地。

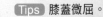 Tips 膝蓋微屈。

NG 動作

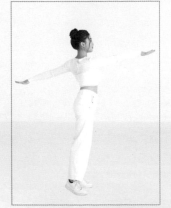

手臂過於用力伸直

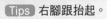 Tips 右腳跟抬起。

233

3

手抬到肩膀高度時，兩手隨之慢慢落下，腳跟也同時落下，身體轉回到前方。

Tips 留意肩膀不要一高一低。

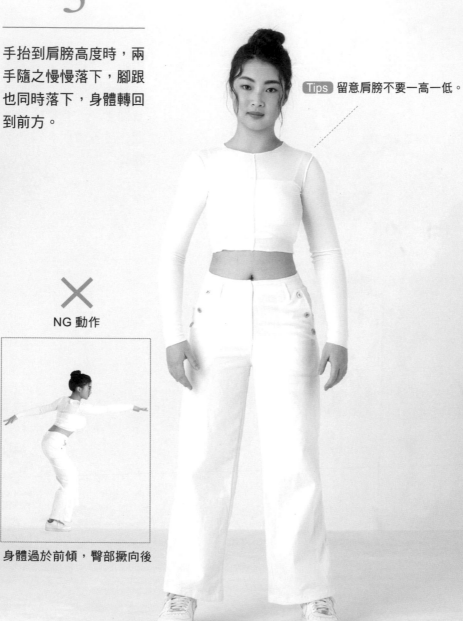

✕

NG 動作

身體過於前傾，臀部撅向後

4

左右交換，留意腳跟需
隨著手部動作起與落。
左右動作交換做完為 1
組，1 組動作約 20 秒，
重複 3 分鐘。

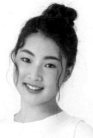

 Tips 膝蓋微屈。

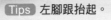 Tips 左腳跟抬起。

Day3 三攪式

三攪式能舒展筋骨、活化氣血，
並柔軟腰背的肌肉及筋骨，具調養氣血之效。

《黃帝內經》說：「陽化氣」，陽氣會轉化成身體的能量，陽氣越充足，人越強壯，而且精神抖擻，精力旺盛。

人體陽氣最強的部位就在腰背，經常腰背痠痛、肌肉僵硬，結果就是經脈瘀堵不通，身體的陽氣不足，容易造成脊椎老化，影響全身功能失調，也容易有疲倦、怕冷、水腫、體力不好、情緒浮躁等問題。

我在全世界推廣的氣功運動，是養護陽氣簡單又有效的方法，例如正陽功，通過疏通經絡來活化背部陽氣，增進全身陽氣運行；還有回春功，幫助整個脊椎活躍起來，讓陽氣能上升的管道暢通，能修護腰部的舊傷。

而且練氣功調氣血，後背微微出汗，練完功精神變好，幾小時後，精神依然好。

◐ 三攪式，舒展筋骨，活化氣血

「現代人」有很多睡眠問題都來自腰痠背痛。久坐不動的狀態下，腰僵硬了、胯歪了、脊椎不正，平躺之後腰痠背痛全部浮現，導致難以入睡。再加上工作壓力大，心情緊張，影響筋骨、肌肉，關節會縮緊、循環變得更差，到晚上要休息的時候，全身仍然無法放鬆。

這時候我會建議練習三攪式，能舒展筋骨、活化氣血，並柔軟腰背的肌肉及筋骨，幾分鐘就會感覺身體發熱，微微出汗，兩手感覺脹滿，具有明顯的氣感。

練習一段時間後，氣血調養的效果明顯，晚上睡得好，白天不累、體力較好，自然腰背緊張、僵硬、痠痛都改善了。

三攬式

活動脊椎、放鬆腰背

助排汗，增強新陳代謝

三攬式 QRcode

練 習 時 機

- 長時間久坐後
- 每晚入睡前

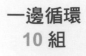

一邊循環
10 組

1

左腳向前踏出一步，後腳伸直，呈弓箭步站姿，兩手自然地垂放在身側。

Tips 向前踏一步後屈膝。

Tips 後腳伸直。

2

身體向前傾，重心移到
左腳，兩手同時慢慢前
伸，手抬起的高度與肩
膀平行，手腕自然地向
放鬆。

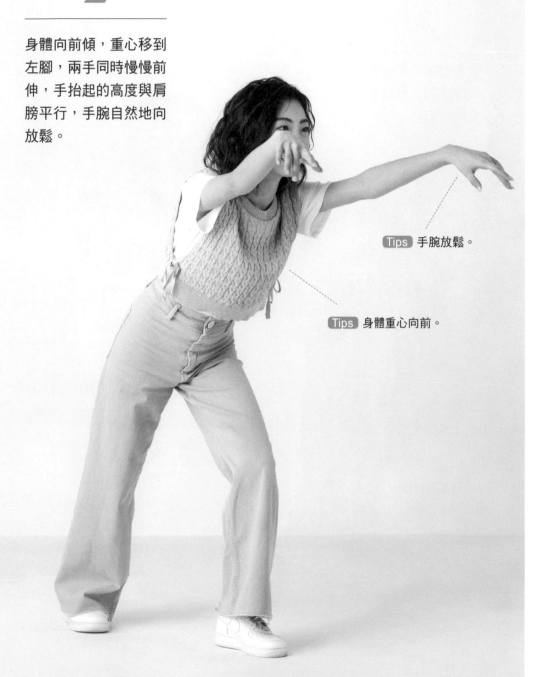

Tips 手腕放鬆。

Tips 身體重心向前。

3

雙手翻掌，掌心朝上，
頸部放鬆，視線自然地
看向前方。

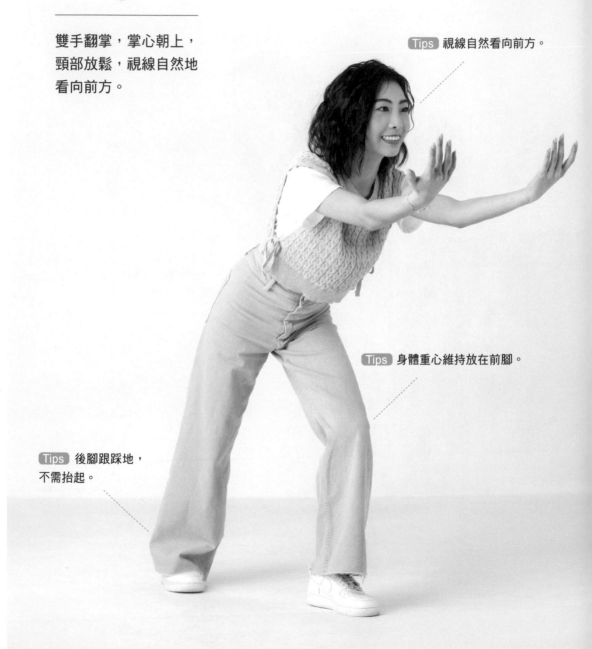

Tips 視線自然看向前方。

Tips 身體重心維持放在前腳。

Tips 後腳跟踩地，
不需抬起。

4

手臂由外向內拉回，重心回到後方的腳站穩後，自然轉動回到 STEP2 的狀態，過程約 10 秒，持續做完 10 組，再左右交換。左腳收回，換右腳往前，重複 10 組。

手臂由外向內拉回

Tips 前腳膝蓋伸直。

小提醒

留意腳跟跟隨著手部動作起落。

Tips 身體重心改換到後腳。

Tips 前腳腳尖抬起。

Day4 四漫步

四漫步能夠增加腳底、腳後跟、腳筋的柔軟與彈性，
幫助全身循環更好。

現代醫學證實，心理因素會影響生理反應。很多精神緊張焦慮的人，常常感到胸口有壓迫感，出現胸悶、心慌、呼吸不到氧氣的狀況。到了晚上睡覺時，一躺下就覺得胸口難受、缺氧、無法呼吸，甚至有人只能坐著睡覺！長期睡不好覺讓人焦慮不安，心理壓力更大，於是又陷入惡性循環。

要改善心慌缺氧睡不好，最需要的就是減壓放鬆，寧心安神。只有心神安定了，心安而不懼，才能安然入睡。

●● 四漫步，心氣內收，消除焦慮

人在緊張焦慮時，呼吸會明顯急促，身體容易疲倦和勞累；人在放鬆時，自然呼吸深沉，這時不是只有肺在呼吸，全身都在幫忙

呼吸，能夠讓你幾乎忘掉呼吸，這是非常深層的放鬆。我要教大家四漫步的招式，透過「二吸一呼」的吐納訓練，增加身體的供氧，補充氧氣和養分，就能有效改善用腦過多、身體緊張、情緒焦慮不安的狀況。

四漫步能夠增加腳底、腳後跟、腳筋的柔軟與彈性，幫助全身循環更好。在練習四漫步的過程中，意念想著腳下，氣就能沉降到腳底。這樣練習的好處，除了減輕心臟的負擔，更能心氣內收，安定心神，消除焦慮煩躁，練習一段時間後，你會感覺身體的活力充足，心情平和愉快，原本每天最困擾的睡眠也不再是問題了。

功法小妙招

「吸吸呼」特殊吐納法

方式：以鼻子吸氣 2 次後，以嘴巴呼氣 1 次。
功效：增加氧氣的供氧量，促進身體循環。

四漫步

安定心神，減少焦慮煩躁

改善心慌、睡不好

四漫步 QRcode

練習時機

睡前安定心神

預備動作

雙腳打開與肩同寬，兩手自然垂在身側。

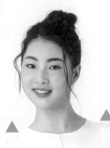

1 組 10 秒 × 循環 3 分鐘

1

以腰部帶動身體轉向右側，兩手抬起，左手在前右手在後，右腳向前抬腳尖，身體保持：肩垂、肘垂、手腕垂。

Tips 腳尖向上抬。

小提醒

▲符號標記之處，隨時留意保持自然下垂狀態。

2

身體慢慢轉回前方，兩
手慢慢落下，腳收回。

手慢慢落下

 NG 動作

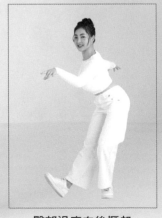

臀部過度向後撅起

3

再次以腰帶動身體轉向
另一方，記得要配合 2
吸 1 呼的「吸吸呼」吐
納法運行。

鼻→吸 1、吸 2
口→呼 1

Tips 兩手抬起與
肩同高。

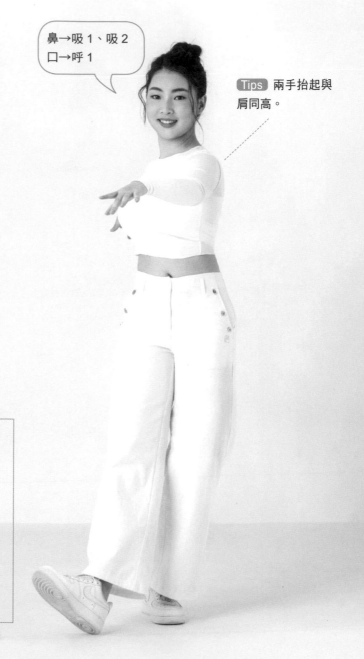

✕

NG 動作

手臂抬起高度超過肩膀

左右輪做完為 1 組 10 秒

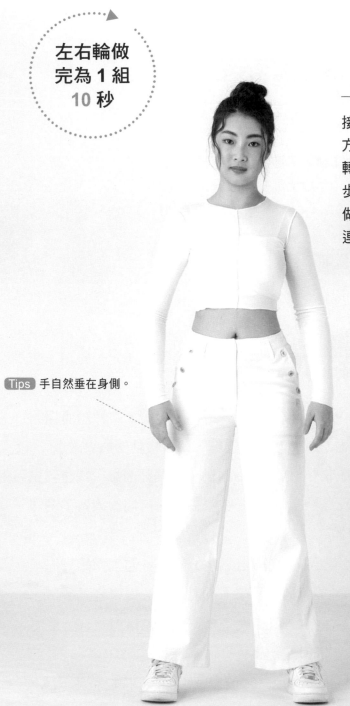

Tips 手自然垂在身側。

4

接著將身體慢慢轉回前方，同時雙手隨著身體轉動的節奏落下，並同步將腳收回。左右輪流做完為 1 組，約 10 秒，連續循環 3 分鐘。

Day5 五固腎

五固腎能讓意念專注、並把氣沉定下來，
讓大腦安靜放鬆。

　　身體的內氣不足，人的呼吸越來越淺，會有氣不足、氣短、有氣無力的現象。

　　人越虛，氣越短，吸氣只到胸部，到不了丹田。這種短而淺的呼吸吸氧不足，大腦感覺疲憊，睡不安穩，誘發慢性疾病更嚴重。

　　不過，元氣虛弱的人若想做激烈運動來增強肺活量，我建議先找醫生做諮詢再進行訓練，因為有一些患有慢性疾病的人做了劇烈運動，反而會損傷身體。

　　每一個人步入中年，心肺功能自然地下降，身體也開始衰退，過於激烈的運動反而耗能，長久下來，不但讓人覺得更容易疲累，也會讓身體提前勞損。而且人到中晚年，劇烈運動後會更容易損傷到關節及肌腱，造成身體各種疼痛。

　　我會建議練習神奇正陽功，先從改變呼吸方式開始，從短、淺、

急促的呼吸，慢慢練習成深、長、均勻的呼吸，能夠促進新陳代謝能力，幫助身體排濁氣、除廢物，活化臟腑機能。

練氣功調動腎氣，強大補養元氣效果，減少腎氣耗損。五固腎從丹田做螺旋翻轉，將氣引入兩腎，兩腳微蹲，氣至湧泉補腎，鍛鍊下盤有力，通腎經才能補腎氣。

◐ 五固腎，提高注意力，緩減壓力與痠痛

中醫認為，五臟都能儲藏精氣，但最後統歸於腎，腎氣飽滿，五臟六腑才能得到滋養。腎氣足也才能引氣下行，做到深呼吸，一吸氣輕鬆就能進到肚子裡，對睡眠改善有很大幫助。

現代人經常忙碌、熬夜加班，造成精神狀態不好，常常無法專心有效率的完成工作，還常常忘東忘西的你，記得下午時段練習五固腎，補中益氣增加身體含氧量，有助大腦產生多巴胺和腎上腺素，提高注意力、增強記憶力，3 分鐘練完精神會明顯變好，並有紓解壓力和腰痠背痛的效果。

五固腎促進整體氣的循環，並讓呼吸順暢而且深長。等到動作熟練之後，還可以加強練習集中注意在自己的呼吸上，讓意念專注、身體安靜，並把氣定下來，大腦安靜放鬆，對調節自律神經、內分泌、腦神經的效果特別好。

五固腎

補養腎氣、滋養骨髓腦髓
改善呼吸短淺、強化丹田精氣
使腿腳有力，增強元氣

五固腎 QRcode

下午時段練習有助提神醒腦

1 組 30 秒
×
循環 3 分鐘

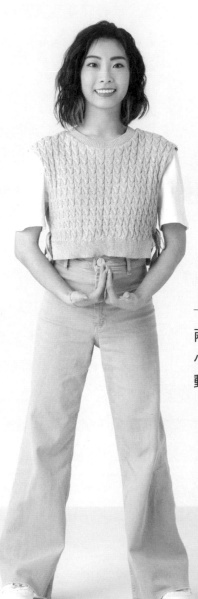

1

兩手手背相對，擺放在小腹丹田位置，為預備動作。

2

手指頭以小指往拇指依
序向內收成拳後，手腕
由內向外側翻轉。

Tips 留意肩膀不要一高一低。

手部螺旋翻轉分解

手指向內收成拳

↓

轉腕

↓

再張開

3

重複 Step2 的步驟總共 3 次，手臂越來越向外側方向擴展。

連續螺旋
3 次

手臂擴展方向
← - - - -

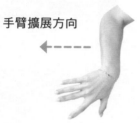

手臂擴展方向
- - - - →

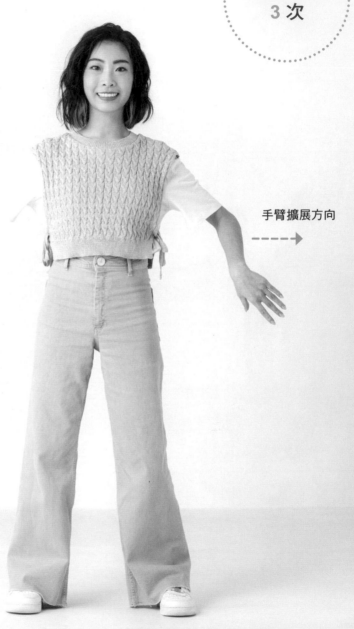

小提醒

1. 手指內收方向：兩手一起，從小指→無名指→中指→食指→大拇指起始依序向內握拳。

2. 手腕轉動方向為由內向外，手腕轉動和開合手指要同步進行。

合谷穴位置

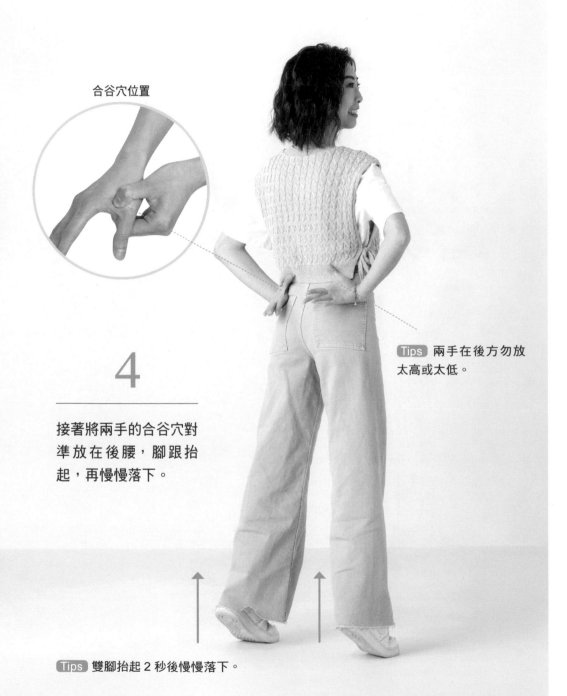

Tips 兩手在後方勿放太高或太低。

4

接著將兩手的合谷穴對準放在後腰，腳跟抬起，再慢慢落下。

Tips 雙腳抬起 2 秒後慢慢落下。

5

兩手從後腰處來到胸前，掌心對向自己呈現抱球狀，膝蓋微彎，慢慢向下落。

Tips 上半身隨著膝蓋下彎弧度，自然向前傾。

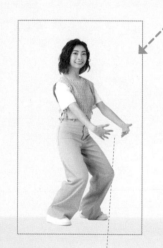

Tips 手臂隨著膝蓋彎曲幅度向下落。

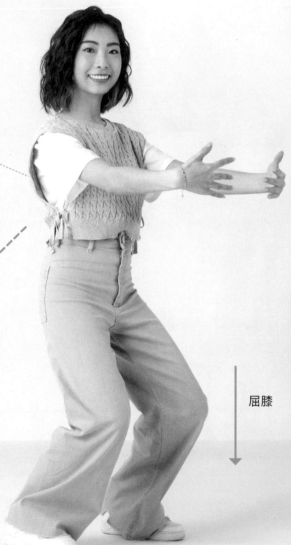

屈膝

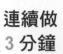

連續做
3 分鐘

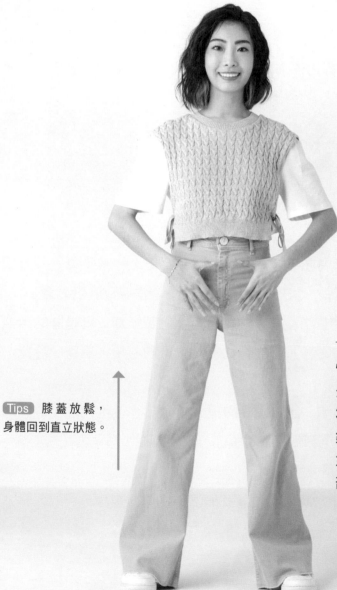

Tips 膝蓋放鬆，
身體回到直立狀態。

6

慢慢起身，雙手回到
丹田位置，1 次循環約
30 秒，重複練習 3 分
鐘。最後一次起身，自
然地站直，雙手回到腹
部前方。

Day6 六疏肝

六疏肝會將堆積在體內的濁氣、濕熱、邪火等帶到表面皮膚透過排汗發散，並疏通肝氣。

過大壓力會影響肝氣運行，容易情緒不穩，經常生氣，甚至情緒失控。長時間緊張、焦慮、抑鬱等不良情緒常導致肝鬱氣滯。

肝主疏泄，會影響全身的氣機運行，肝鬱氣滯，就是肝的疏泄功能出問題，再次影響我們的情緒，更嚴重的心煩，焦慮，急躁，憂鬱。

如此的惡性循環，氣堵在身體裡久了會化火，生內熱，容易出現頭暈、頭痛、頭重腳輕、眼睛脹痛、視力模糊，甚至胸悶、心慌、心悸，晚上睡不好等狀況。

肝氣若無法正常疏泄，血液就無法正常運行全身，導致五臟六腑得不到滋養，心情就更容易失控。

⬤ 六疏肝，疏通肝氣，排出體內濕與濁

肝主筋，肝氣順暢，全身筋骨才能得到滋養和放鬆；反之肝氣不順暢，筋就會緊張，骨骼關節僵硬，特別影響晚上的睡眠。

六疏肝有助疏肝解鬱，把積在體內的濁氣、濕熱、邪火等帶到表面皮膚透過排汗發散掉，疏通肝氣。雙手向上提升，疏通肝經順暢肝氣，使筋骨放鬆，臟腑才能得到滋養，情緒自然變好，能有效消除壓力。

六疏肝特別適合久坐且壓力大的人，可多起身活動伸展身體，在家或辦公室都能隨時練習，讓全身氣血順暢有活力，提高全身循環和代謝，對改善勞累、失眠易醒、煩躁易怒、眼睛乾澀很有幫助。

六疏肝

- 疏通肝經，暢肝氣，活肝血，滋養全身筋骨肌腱
- 放鬆身體、調節情緒

六疏肝 QRcode

練習時機

久坐後起身活動伸展身體

1 組 45 秒
×
循環 3 分鐘

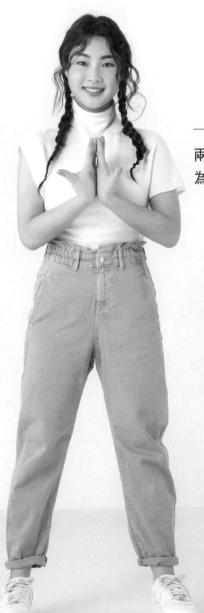

1

兩手手背相對在胸前，
為預備動作。

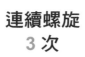

連續螺旋
3 次

手臂擴展方向　　　　　　　　　手臂擴展方向

2

雙手手掌由小拇指方向
往手腕向內收成拳後，
由內向外翻轉螺旋，連
續 3 次，隨著每次翻
轉，手臂也越來越向外
擴展。

小提醒

❶ 手指內收方向：兩手一
起，從小指→無名指→
中指→食指→大拇指起
始依序向內握拳。

❷ 手腕轉動方向為由內向
外，手腕轉動和開合手
指要同步進行。

3

接著兩手從左右兩側向
後方畫半圓，揹到後腰
處，同時左腳向前踏出
一步。

手揹到後腰處。

Tips 後腳跟抬起。

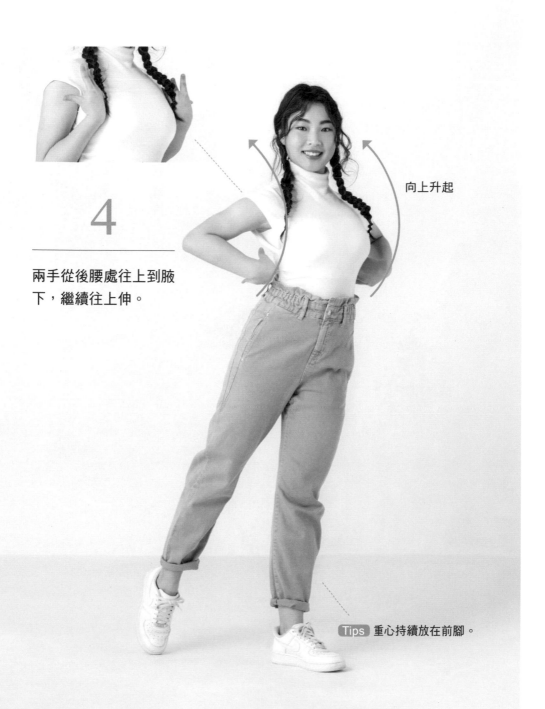

向上升起

4

兩手從後腰處往上到腋下，繼續往上伸。

Tips 重心持續放在前腳。

5

雙手來到耳朵處時，螺旋翻轉，掌心朝外，繼續向上伸展過頭頂。

Tips 掌心需朝外。

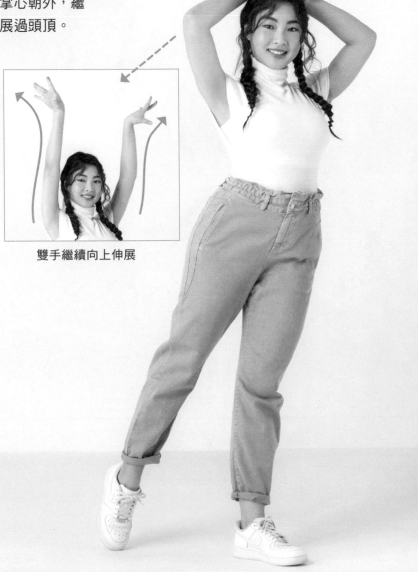

雙手繼續向上伸展

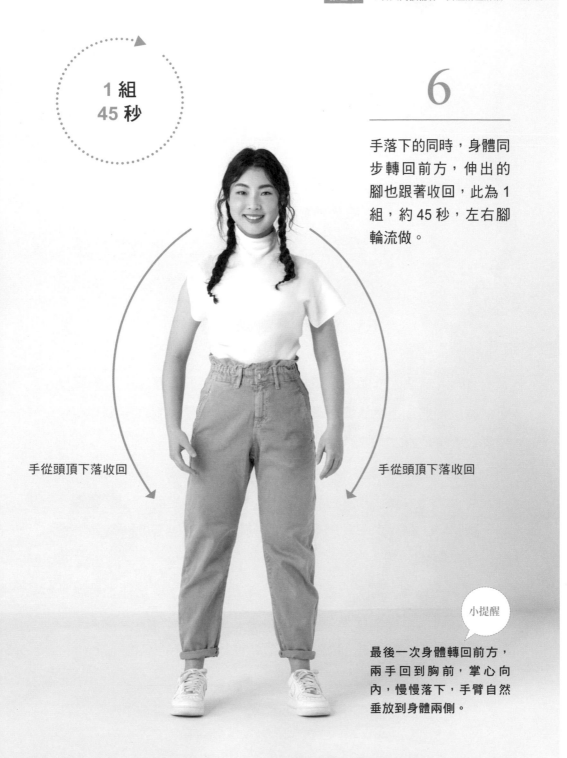

1 組 45 秒

6

手落下的同時，身體同步轉回前方，伸出的腳也跟著收回，此為 1 組，約 45 秒，左右腳輪流做。

手從頭頂下落收回

手從頭頂下落收回

小提醒

最後一次身體轉回前方，兩手回到胸前，掌心向內，慢慢落下，手臂自然垂放到身體兩側。

Day7 七聚氣

七聚氣將好的能量用雙手在頭頂聚氣，從頭頂灌下來，
讓全身充滿浩然正氣。

　　有的人一沾上枕頭很快就能睡著；更多人一躺在床上，大腦反而活躍，他們知道應該要睡覺，只不過大腦不受控制地想東想西，雜念太多也是造成睡眠障礙的一大原因。

　　所謂「心無雜念」，一旦雜念太多，意識太重，最主要是心沒有安靜下來，大腦活動就會特別旺盛。古人在靜坐前，一定要調姿勢、調呼吸、調意念。身體擺正，呼吸就順暢，心氣就會暢通，意識也就容易聚集專注。

　　《黃帝內經》說：「呼吸精氣，獨立守神」，就是通過調息，調整呼吸緩慢均勻，對進入睡眠很有幫助。當呼吸的節奏慢了，心跳會跟著減慢，氣血運行也會慢慢緩和下來，人就能安然入睡。

●● 七聚氣，從宇宙接收正能量

最後我們練習七聚氣，將好的能量用雙手在頭頂聚氣，從頭頂灌下來，全身充滿浩然正氣。意念將氣往內收，想著氣到丹田，就能意到氣到，把好氣收進人體能量庫裡。

外界永遠在變，挑戰一個接著一個，自己泰然自若，沉靜就能沉著。練氣功是在訓練自己強壯身體，自然達到氣定神閑，更容易放鬆。

練功過程中體會呼吸自然放慢、心神專一，大腦感到安定和清靜，內心十分平靜，情緒也穩定下來了，沒有恐懼、擔憂、焦慮、憂鬱等念頭。

我們運用老祖先的養生方法，隨時幫自己暢通經絡補養元氣。對睡眠不再感到害怕焦慮，睡眠品質也會越來越好，實現自主生命的人生。

七聚氣

幫助氣下沉，改善氣逆上頭、心神不安
調整呼吸、排除雜念、平心靜氣
改善思慮過重、胡思亂想睡不好

練習時機

- 睡前調息調神
- 動功結束後的調息收功

一組 30 秒
循環練習
3～6 組

1

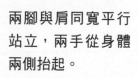

兩腳與肩同寬平行
站立，兩手從身體
兩側抬起。

2

手臂抬至與肩同高時，
雙手放鬆，成三垂狀
態。

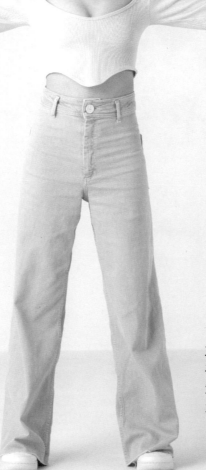

小提醒

三垂為：肩垂、手肘垂、
手腕垂，做動作時，請留
意有▲之處是否保持放鬆
並自然下垂的狀態。

3

雙手轉掌，掌心朝向上後，兩手繼續抬高，直到超過頭頂為止。

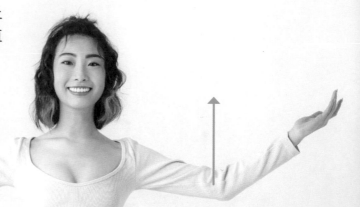

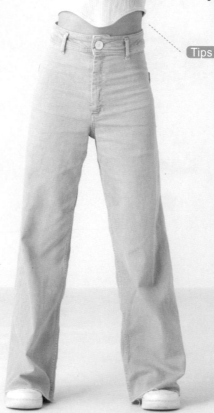

手臂往上抬高

手臂往上抬高

Tips 留意背部挺直。

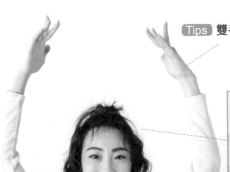

Tips 雙手手心朝向自己。

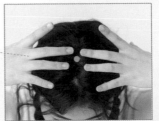

百會穴位置

4

將掌心向著頭頂百會穴，讓好氣從百會穴起始灌入體內。

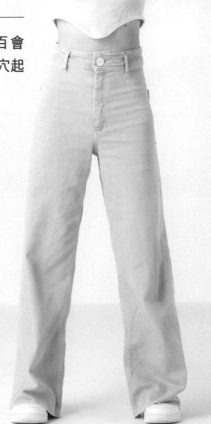

5

雙手掌心維持朝下，從身體前方下落，到額頭處後，將掌心對向自己，接著繼續沿身體前線，一路從胸腔、腹腔，落下到丹田處。

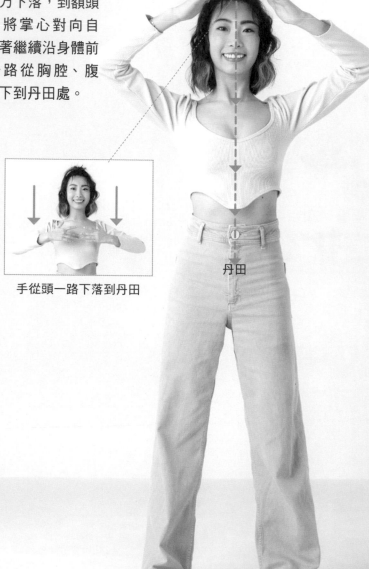

手從頭一路下落到丹田

丹田

6

────────

兩手從丹田處自然下移，回到身體兩側，一組循環約 30 秒。做約 3～6 組。

1 組
30 秒

小提醒

手指頭呈放鬆狀態，仔細去感受到手傳來的麻、脹、溫。

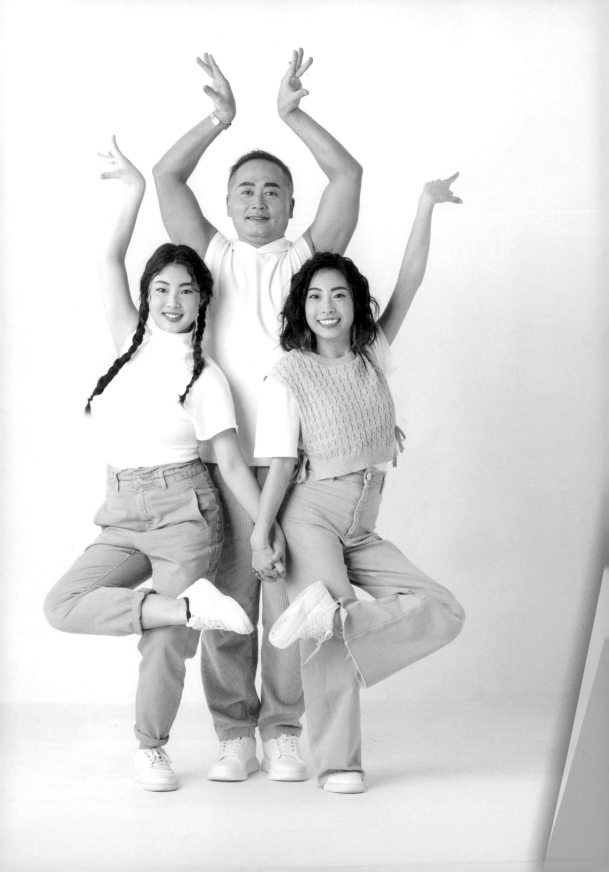

第六章

初次入門氣功，
練功注意事項

第一次接觸氣功，該從何練習起？

注意事項又有哪些？

本章彙整了 5 大主題的練功注意事項，

讓你安心練功！

練功前

**在正式練習前,為你準備了 9 個入門問題,
先了解氣功和一般運動的不同之處。**

在修煉氣功的過程中,每天都有很多令人期待又驚喜的氣感現象出現,當看到自己身體一天一天好轉,學員們無不歡欣喜悅。

但是在這同時,也會偶然出現一些令人疑惑的反應,這些反應有心理的也有生理的,這時候就需要謹慎小心地判斷,哪些反應是練習氣功的正常反應,哪些是疾病復發或生病反應,哪些是氣動現象,哪些又是練功出現偏差的現象。

練功者需要聰明理智的判斷,當好的反應出現時更加認真勤練;當身體出現異常時及時改進或請教老師,練功之路才會走得更長遠、更寬廣。

❶什麼樣的體質適合練習氣功?

原則上什麼樣的體質都可以練習氣功,深入練習後,「氣是最

好的醫生」，可以調整每個人的體質到最佳狀態，唯長年作息不正常或壓力影響導致的慢性病，或基因變異導致的重大病症，練習氣功的效果並不明確，建議採用其他的醫療方法醫治身體的疾病。

❷氣功與一般運動有什麼不同？

運動的目的是為了達到心肺功能的訓練，鍛鍊肌肉與筋骨的耐力。氣功的練習在於元氣的調養及補充，其目的在於血液循環的促進及能量的再生。健康的人有體力堅持運動，但是生病的人本來就體力不足，所以保持運動習慣就有一定的困難。

體力虛弱不能做激烈運動的人，有慢性病的人，心血管疾病的人，筋骨非常僵硬的人，選擇用氣功作為養生法，非常適合。因為氣功動作緩和，練習時間只需 10 分鐘，不入靜、不打坐、不拉筋。

❸白雁時尚氣功與其他氣功有什麼不同？

氣功分為名門正派傳承氣功及後人演變自創氣功 2 種。現在市面大部分氣功屬於後者，多由後人自我練習、演變或自創，雖然能達到運動的效果，但是不一定符合所有體質及病況的人練習，也沒有辦法針對個人做體質的調整及疾病的改善。市面上大部分氣功均由徒弟或助教傳授，其權威性及功力都不足夠，因此效果有限。

白雁、彥寬老師所傳授的所有功法屬於名門正派傳承的功法，其功法內容不僅有千年歷史考驗、上億人練功臨床驗證，最重要的是，其傳承方式非常嚴格，需要數十年練功經驗才能得到認可，因此傳承弟子們不僅功法優秀且教授方式嚴謹，效果自然又快又好。

❹早上與晚上練功的區別？

　　早晚練功，對身體產生的效益不一樣。總原則來說，早上練功對所有人是最佳選擇。除早上體力比較好外，身體經過一夜休息，也需要伸展疏通，早上練功補養的效果最明顯；晚上練功，體力已經不足，練功效果打折。不過晚上適合身體勞累痠痛的舒緩功法，可以達到放鬆以及減壓的效果。

早上 vs. 晚上練功

早上練功：伸展疏通
晚上練功：放鬆減壓

❺鞋子還是光腳練功較好？

　　無論室內外練功，盡量避免赤腳，以免寒氣從腳下入侵。可以準備室內練功鞋或者穿止滑襪在室內練功。室外練功，選擇球鞋或者功夫鞋。某些特殊功法（啟動靈性法、磁場布陣法），需要準備布底（非橡膠塑膠類鞋底），以強化身體導引正電的功能。

⑥颱風天、地震後是否可以練功？

颱風天以及地震後，大地氣場紊亂。颱風天應避免室內以及室外練功。地震後（有感 3 級以上），需要停功 1 天為最佳。

⑦尋找練功場地時，有什麼禁忌？

練功場地需要遠離寺廟、墳場、高壓電、散發臭味的水溝、下水道、地下停車場之排氣口、餐廳之排油煙口等。如果練功附近 500 公尺內有殯葬儀式舉行，也盡量避免練習靜功。練功也應該避免柳樹、桃樹、芒果樹下練習，另外也要避免在盤根錯節、密不透光的老榕樹下練習。

⑧室內 vs. 室外的練功注意事項？

室內、外練功，功能不一樣。總原則，室外練功對所有人是最佳選擇。室內比較適合練習靜功，室外適合練習動功。白天適合室外練功，晚上不論動功、靜功，都盡量選擇室內練功。

室內 vs. 戶外練功

室內練功：白天晚上，動功靜功皆可
戶外練功：白天動功

---

⑨功一定要閉眼嗎？什麼時候該閉眼或睜眼？

動功部分，動作重複性比較高的功法（抗老回春法、自主生命

法等），適合閉上眼睛練習。動作變化性比較大（神奇正陽功、真氣運行法、五行相生法、奇經八脈法等），需要前後走步之動功，盡量保持眼睛睜開練習。所有靜功，都適合閉上眼睛練習。

　　有暈眩症問題及梅尼爾氏症者，無論任何動功，都需要睜開眼睛練習。初練功而且神經衰弱者，閉眼可能會出現頭暈的現象，可以睜眼練習。

　　戶外練功，可以選擇所有動功都睜開眼睛練習，避免被過路人、寵物驚嚇或者擔心安全性造成氣場紊亂。

睜眼 vs. 閉眼練功

睜眼練功：動功（動作變化大，需要前後走步）、戶外練習時、有眩暈頭暈症狀者

閉眼練功：靜功、動作重複較高的動功

注意事項2

練功中

此篇整理了開始練功後的 11 個問題，
幫助你在練功時能夠隨時檢視自己的狀態。

❶練功中，突然有氣動該怎麼辦？

在正常情況下，氣動是身體內氣被誘發，而產生的自我修護狀態。一般在氣動時，我們的大腦意識完全清醒，也就是你自己完全知道在做什麼，代表只要你有意識地指揮動作停止，氣動就會慢慢停下來。然而以下幾種身體不當之狀態，則可能突然氣動不止。

● 氣路走偏者

之前學習「自發功」或禪坐並引發過氣動，沒有得到良好正確的導引，而使得氣路沒有循經導脈，走到旁門左道的氣路上，久而久之，就不能再導引回到正確路線。

此屬於不當學習或者學錯功法的偏差狀況。遇到這種問題，最好是不要再練氣功，改練瑜伽或者太極拳等不需要入靜的方法。

- 過於注重意念者

　　練功中，太注重意念，強迫意念的後果，就是會引發氣動不止。

- 過度追求氣動者

　　過度追求氣動的效果和感覺，越是追求，越是容易走到旁門。

　　練功中，禁忌追求氣動感覺，也不要留戀氣動的效果。一切放輕鬆，順其自然永遠是練功最重要的指標。

❷練功中，頭暈該怎麼辦？

　　練功中，若發生頭暈，需要檢視以下可能性：

① 沒有吃飯就練功，血糖降低。

② 沒有睡好，練功中身體偵測到缺氧，產生頭暈。

③ 高血壓沒有控制得宜，或者沒有按時服用降壓藥，練功中，
　 卻因為動作僵硬，造成血壓突然升高。

④ 練功時，動作不準確，彎腰低頭過多，造成頭暈。

⑤ 練功時，有不當甩頭的動作，造成頭暈。

⑥ 蹲在地上突然站起，引發頭暈。

⑦ 呼吸急促，引發頭暈。

⑧ 戴眼鏡練功，壓迫頭部兩側，循環不良，引發頭暈。

⑨ 突然大量出汗，或者身體受涼，引發頭暈。

⑩ 感冒身體不適，出汗過多引發頭暈。

　　無論以上任何狀況的頭暈，都需要立即收功，坐下來，專注呼吸，並且喝熱水，請旁邊友人注意自己的意識、維持清醒，並保持

身體溫暖，如果衣服濕了，立即更換。如頭暈問題持續，應立即就醫，不可延誤。

❸ 練功中，胸腹部有痛點，該注意什麼？

無論練功與否，疼痛可以分為筋骨痠痛、臟腑疼痛、胸腹腔疼痛 3 類。

第 1 類：筋骨痠痛，屬於非立即危險疼痛群。

第 2 類：臟腑疼痛，可以等到練完功，找適當時間去做進一步檢查，多半會查出慢性病或者慢性發炎等問題。

第 3 類：胸腹腔疼痛，則需要盡快檢查，不可耽誤，屬於急性發炎引發疼痛。

特別注意，尤其是第 3 類胸腔或者後背疼痛者，千萬不可忍痛練功，應該立即收功，坐下來休息，讓身體放鬆，專注呼吸，盡快就醫，避免突發性心臟病等急症發生。

即使檢查後，沒有找到原因，也要非常謹慎未來的任何運動（包括練功），盡量做到練功或運動時間縮短，練功或運動量減少，早睡、減輕壓力，以防範突發性心腦血管疾病的發生。

❹ 練功中，喉嚨有痰或者有鼻涕該怎麼辦？

練功時，身體會自動排出各種汙穢濁物，特別會透過開竅處，例如喉嚨、鼻子、眼睛等。練功前，可在口袋或褲腰邊，準備好手帕或衛生紙，如果有鼻涕和痰，需要擦拭或者吐出，暫時先扔在地上，待收功後再整理。為了衛生以及不要讓汙穢物繼續揮發，盡量

不要把痰、鼻涕吐在地上。

❺練功中，一直打哈欠是怎麼回事？

腦內血液循環不暢通者，比如中風前期、有腦溢血前兆者、貧血者打哈欠的頻率比一般人更高。

大腦「室旁核」是控制哈欠的中樞神經，一旦缺氧，就會誘發打哈欠。練功時，身體偵測到大腦缺氧狀態，其中一個信號會傳到中樞神經，引發連打哈欠的狀況。

當人在打哈欠時，不僅快速密集排出二氧化碳，吸入氧氣，誘發大腦興奮清醒，還會同時引發流鼻涕、眼淚，讓水液代謝的通道開啟，體液正常流動，養分再次進入血液中，改善身體以及大腦缺氧的狀況。

另外，實驗證明，身體疼痛時，也會誘發打哈欠的機制，讓大腦振奮，釋放止痛的腦內啡，有助於練功時舒緩身體各種疼痛問題。

❻練功中，舊傷復發怎麼辦？

練功中，舊傷舊痛發作的確會讓練功變得艱辛困難。很多舊傷看似好了，其實是身體氣血已經不再關照，區域產生缺血性痲痹，才不再疼痛。

練功後，很多這種被忽略的舊傷痛再次得到氣血的關注，才會又開始疼痛。這是氣在進行自我修護的好轉機制。

建議這個時候，先將練功時間調整為早上（早上循環比較好，大腦清醒，注意力集中，容易產生止痛腦內啡）。然後將練功時間

縮短，但是必須天天持續，就能克服舊傷復發引發的疼痛問題。

❼ 練功中，一直發出聲音或者想要叫喊怎麼辦？

在練功時想要發出聲音或者叫喊，是屬於自我內臟按摩調動的一種本能反應。身體的臟腑，本來就是在輕微震動中產生功能。

練功時，這種震動的情況可能加劇，目的是幫助得到更多血液養分的補充，其表現方式會以發出聲音，或者大喊大叫來達到。

另外一種屬於心理狀態的叫喊反應，則表示長期在壓力或緊張、封閉式環境下生活工作，在練功時，身體本能希望在精神上掙脫束縛捆綁，則通過發出聲音或者大喊大叫，來達到精神上的放鬆以及解脫。

❽ 練功中，出現幻覺或者覺得身體和意識分開要怎麼辦？

意念過度專注或者意念完全放空，都可能短暫出現幻覺，屬於正常反應。另外大腦暫時缺氧，也可能產生幻覺。

特別要注意，此時呼吸不可急促，並且盡快將意念放在手心，然後睜開眼睛，平視遠處前方，接著收功，用兩手搓熱後頸部，改善大腦缺氧的狀況。

❾ 練功中，產生嘔吐感該怎麼辦？

腸胃功能不好者，練功時，因為胃部以及橫膈膜遭到刺激，會誘發嘔吐感。另外，練功時，身體更為敏感，身體會偵測胃部食物的品質，如果吃進去的食物帶有毒素或者化學物質過量，大腦就會

發射嘔吐信號，引發練功中想吐的感覺。

這時候，最好收功，到廁所或者水溝處，將這些毒素吐出去，再回來重新開始練功。

例外狀況：如果每次練功，都會嘔吐，則需要檢查胃部疾病的可能，或者中耳問題（暈眩者練功也容易嘔吐），也可能為習慣性嘔吐症（建議諮詢精神科）。

⑩練功中，一直打嗝是怎麼回事？

腸胃功能不佳者，練功中，身體在調節，會自我排除瘀堵在胸腹腔的濁氣。特別是胃部平滑肌，練功時因為得到刺激再放鬆，就會自動排氣。

這是屬於自我調節的身體本能，所有胃部脹氣以及濁氣都是胃部蠕動的障礙。練功時，能自動排出，能夠協助改善胃酸過多、胃脹氣、消化不良、胃炎等問題。

⑪練功中，呼吸急促該怎麼辦？

練功中，呼吸急促需要檢視幾個原因：

① 動作是否過快？

② 體力不足，是否做的太多，超越自己負荷？

③ 動作不正確，引發氣向上衝撞。

④ 頭暈，引發呼吸急促。

⑤ 血糖降低，即將暈倒，引發呼吸急促。

⑥ 有心臟病史，身體缺氧，引發呼吸急促。

⑦ 因為緊張或者大量出汗，引發過度換氣症。

無論以上任何原因，都需要立即停功，坐下來休息，喝些溫水，身體保暖，請求旁邊友人協助從上向下撫摸上背（胸口後方），如果問題持續，趕緊就醫，以免發生危險。

注意事項3

練功後

練完氣功後，共有 6 點需特別留意，以免越練越事倍功半。

❶練功後，是否能立即喝水？怎麼喝最好？

我們經常看到很多廣告，運動後，立即拿起冰鎮的飲料，大口喝水，仰起脖子咕嘟咕嘟喝得過癮。

其實這樣的飲水方式，不僅對身體解渴無益，反而會瞬間喝進去過多無法利用的水分，只是快速變成尿液，穿腸而過，造成膀胱腎臟負擔。

練功後可以馬上喝水，但需要小口小口喝水，休息一下，再喝一些。

練功後喝冰水尤其不可取，因為不論是運動或者練功後，體內溫度因為循環變好都會上升，這種體溫的輕微提高，有助於身體免疫功能的改善，更有助於身體新陳代謝的改善。

如果一杯冷水入肚，身體內臟馬上被迫降溫，所有以上的這些

功能都會瞬間降低，大大減弱練功或是運動的效果。

喝水 vs. 練功

練功前→可以喝一點溫開水
練功後→慢慢補充水分，但忌飲用冰水

❷練功後，要換衣服嗎？

如果認真按照功課練完整套功法，無論冬天、夏天，都會流汗，只是汗量會有所不同。

夏天練功完，最好等幾分鐘，就換衣服；冬天，則只需要拿毛巾擦乾，不需要換衣服。

另外一個好方法是，練功前，先在後背鋪墊一條毛巾，這樣練功後，直接把毛巾抽出，就避免換衣服的麻煩。

❸練功後，多久可以洗澡？

運動和練功時，身體毛細孔大開，即使沒有流很多汗，皮膚也是處於開泄的狀態，這樣的機制有助於身體通過排汗，將一些身體垃圾廢物排除體外。

你是否有過這樣的經驗，運動時，雖然流汗，但是等到停下來時，汗還是繼續流出來，甚至越流越厲害？

所有的運動，身體都是慢慢鬆開來的，體內溫度也會因為血液循環的改善而逐漸升高，身體為了達到散熱效果，會用出汗來防止

溫度過高。所以，運動或練功後，身體出汗往往需要一點時間，才會慢慢止住。

運動後滿身大汗，的確黏膩不舒服，但是仍然需要等待 15 分鐘，再去洗澡。

如果滿身大汗立即洗澡，毛細孔大開沒有門戶控制的狀況下，一點點的寒氣也可以直驅而入，馬上進入臟腑。

因此，練功或運動後，等身體稍微降溫，汗稍微收住，再去洗澡比較適合。

洗澡 vs. 練功

1. 練功後至少等待 15 分鐘
2. 汗止住，身體降溫後再洗澡
3. 不沖冷水澡

❹練功後，多久可以進食？

練功後，身體不僅放鬆且體能恢復，熱量消耗，這時會出現 2 種情況：

情況 1 很餓想吃東西

如果這時候胃口大開，最好補充一些有蛋白質的食物，植物蛋白更優於動物蛋白。練功後，無論多麼想吃，也要等 5 分鐘，再吃

東西。

　　很多練功的動作，都是氣在自動做臟腑的擠壓和按揉，如果這時候，大量或者立即進食，會造成胃部痙攣，引起胃滿脹氣的感覺，久而久之，就會罹患慢性胃炎。

情況2 練功後完全沒有食慾

　　這類情況通常會發生在平時常吃油膩、外食、習慣在吃飯時談公事的人身上。

　　很多忙碌現代人，一半以上的吃飯時間都是急急忙忙，胃部被強迫接受沒一餐有一餐的食物，吃的下也吃，吃不下也吃，胃部早已經被操累到無感。

　　練功後，身體不僅外在筋骨得到放鬆，內臟也一樣完全鬆活下來，而這樣的放鬆會帶來敏銳以及知覺，讓大腦接受到胃部發射的信號：「上一餐其實還沒消化呢，不要再送下一餐來」，這種身體自動讓胃部休息的機制，才是我們健康把關的重要標準。

吃飯 vs. 練功

1. 早餐前可練功，或少量進餐後練功
2. 正餐飯後休息 30 分鐘再練功
3. 練功後至少等 5 分鐘後再進食

所有藥物或保健食品，包含維他命、微量元素等，應該諮詢專業醫師與做驗血檢查，從體檢報告中，醫師會判斷身體目前需要哪些營養補給。

而無論是自行判斷、上網搜尋，或聽人家說，其實都不是全面性的瞭解身體需求，也容易產生副作用。

經由醫師開立的處方籤或保健食品者，建議按時服用，請勿自行停藥或減藥，同時仍然可以練功，兩者並不衝突。

❻練功後，身體出現疹子或者拍打出痧，是否正常？

「痧」是體內瘀血浮現到體表的意思。傳統療法中利用刮痧來將體內的熱毒或者瘀血調動到表面，達到散瘀解毒的效果。

練功後，身體當中很多經絡瘀堵的區塊，會自然產生「氣攻病灶」的反應。

如果是血液裡的毒素，就會慢慢浮現到體表，並且以「痧」的形態排除。

所以，練功後身體出「痧」或者「疹子」，俗稱「氣功疹」，（但不包括過敏發炎因素），是身體血液排毒的反應之一。

「痧」或者「氣功疹」，反應出血液中的 4 種毒素如下。

①臟腑瘀血的毒素

任何臟腑缺氧或者循環不良，都會造成瘀血。練功後「出痧」

是身體淘汰舊血換新血的第一步。

②藥毒

不論中西藥，長期服用，都會累積體內。練功後「出痧」或者「氣功疹」，甚至可以聞到汗中有藥味、硫磺味，都是身體通過皮膚把藥毒排出的過程。

③外邪之毒

天氣變化，季節轉變，氣候異常，風寒暑濕燥熱等六淫侵害人體，致使體內氣機失衡。

如果沒有練功，這些邪氣就會入侵臟腑，甚至長期滯留下來，形成如後的慢性病。

練功之人，能夠即時排除，有些就會以「疹子」或「出痧」的形態，把內熱內毒帶到體表，並且散開。

④心毒

「心病最難醫」的原因，是因為我們不知道它的存在，也不願意承認自己的情緒，就是生病的原因。

大家喜歡從外因找病源，基因遺傳、飲食毒素、壓力太大，反正不是自己的錯，比較容易接受。

但是，要內視自己的情緒，把自己赤裸裸重新檢視，是一件極

其困難的事情。

　　練功後，這些「心毒」終於有一個自動除垃圾的管道，那就是
「出痧」或者「氣功疹」。

　　所以，下次當練功後，或者學「奇經八脈」法身體大量出現「氣
功疹」的時候，你就不會再是害怕，而是興奮自己練功終於有了好
成績。

什麼是「氣攻病灶」？

在退病的過程中，因為練功加速內氣運行，正氣在疏通經絡，特別是在
病灶處產生衝擊而出現痠、痛、麻、癢、腫等反應。簡單來說，氣攻病
灶就是我們體內的正氣在攻打病區，一般在一段時間後就會自行消失。

注意事項4

生病或受傷，可以練功嗎？

大病初癒或受傷方才好，就能恢復練功嗎？
6 個關於病後練功的迷思破解一次提供給你！

❶ 扭傷後多久可以練功？

扭傷後，無論嚴重與否，都需要注意消炎、消腫的急迫性，不可任由扭傷處腫脹發炎，使用西藥或中藥消炎都可以。在扭傷處沒有消炎、消腫前，所有功法都要停功。

特別是，如果扭傷處為腳踝、腰部、手腕，都是屬於不容易完全恢復，而且經常復發的區域。這時候，盡量不要過度活動扭傷處，是最好的修護。

有學員誤以為扭傷後，趕緊練功，就可以快速恢復，其實是不正確的。一旦發炎情況持續，則可能變成慢性長期復發的疼痛點，會跟隨自己一輩子。扭傷後可以練功的標準，在於扭傷處已經消腫，疼痛處只剩下微微痛感才建議可以開始嘗試。剛開始恢復練功時，動作要盡量緩慢，並且幅度減小，讓身體肌肉、筋骨慢慢甦醒，不

可突然加劇運動量，以免舊傷復發。

扭傷 vs. 練功

練功標準：扭傷處已經消腫，疼痛感減輕到僅剩微痛再開始。
恢復練功注意事項：動作緩慢，幅度減小，不可突然加劇運動量。

❷一般手術後多久可以練功？

　　一般手術，不包括骨科手術，需要停止練功 2 週～ 1 個月。確定傷口已經癒合，並且徵得醫生可以運動的許可，就可以開始練功了。一般手術後，建議從「大雁初級班功法（真氣運行法）」開始練習，循序漸進。

❸生病時是否可以練功？

　　如感冒發燒期間，只要體力許可，仍然可以照常練功。根據老師多年教學經驗，練習氣功者，感冒次數較少，感冒時間較短，感冒狀況較輕。如果感冒已經到發燒情況（體溫超過 38.0 度），則需要全面停功休息。

感冒 vs. 練功

感冒沒有發燒可以練功，一旦發燒，全面停功

❹車禍或意外摔傷後多久可以練功？

任何車禍、意外，都有可能隱藏很多看不到或者感覺不到的內傷。在這種情況下，多休息、少活動是最好的方式。車禍或者意外後，即使沒有外傷，也要**停功3天**，沒有異樣，才可以練功。如果有傷及骨頭，則需要至少**停功3個月**，讓骨頭慢慢癒合歸位，不可以任何外力強迫或增加筋骨負擔。

❺頸椎疼痛與微創手術後多久可以練功？

● **頸椎疼痛**

頸椎屬於身體非常脆弱的筋骨組織，一旦受傷或者鈣化，疼痛感不一定明顯，而會以頭暈、視力模糊、容易疲倦、睡眠不好、上半身僵硬、肩頸緊張等其他方式顯現。建議，應該盡就醫快全面檢查，提早發現錯位或者鈣化的病灶。

練功時，不可勉強，不可忍痛練功。即使是微痛，也要先排除頸動脈硬化危險狀況。白雁老師建議，年過50歲之後，至少做1次頸動脈以及心臟主動脈攝影檢查，以提早發現隱疾。

● **微創手術術後**

外在看似沒有傷口，內部仍然組織破壞。而因為外面沒有明顯大傷口，往往很多人忽略了復原所需要的時間。建議，微創手術後，至少給自己2週停功時間。

❻胸腹腔手術後多久可以練功？

　　任何胸腹腔手術，必須全面停功至少 1 個月，等傷口癒合，任何消炎止痛藥都停藥後，並且徵詢醫生運動許可，才可以開始練功。

　　特別注意：任何手術，對身體損傷都很大，剛開始恢復練功時，要從最簡單、基礎的功法開始，每天練功時間維持在 20 分鐘以內，1 週後，體力慢慢提高時，再增加為 30 分鐘。以此類推，3 個月後，才可以將功法全面恢復。

受傷、手術 vs. 練功

一般手術：停功 2 週～ 1 個月

骨頭受傷：停功 3 個月

微創手術：停功 2 週

胸腹腔手術：停功 1 個月

注意事項5

女性練功常見問題

女性在生理期或懷孕期間能否練功？
練了會對身體產生不好影響嗎？

❶月經期間，是否可以練功？

　　大部份女性月經期間，需要停止練功 3 ～ 5 天，也就是血量比較多的那幾天。不過例外狀況是，患有婦科疾病、月經期間血量較多、有肌瘤、身體虛弱或者低血壓的女性，在月經期間，應該全面停功，直到經期結束才可以恢復練功或者運動。

月經 vs. 練功

經期血量較多的 3 ～ 5 天，停止練功
特別注意：患有婦科疾病、有肌瘤、經期血量多、身體虛弱或者低血壓者，經期須全面停功

---

❷ 學功後，經期變亂不準時該怎麼辦？

學功後，很多女性都可能在初學的前幾個月發現自己的經期不準，或者 1 個月有多次月經、或者 1 個月以上都沒有來月經。這些都是功法在調節內分泌，身體生理時鐘微調的反應。

這樣的月經週期改變會是暫時性的，最多幾個月，身體會再次找回生理規律，所以，不必擔心。

如果月經週期持續不規則或不準確，則表示有子宮或者卵巢病變的可能性，建議可到婦產科檢查。練功會提早發現很多隱藏的疾病，才不會讓小病成為大病。

❸ 月經期間有明顯血塊該怎麼辦？

練功後，有部分女性於月經期間，會有大量血塊，顏色多半深黑或者棕黑色，這些都是子宮收縮不良而造成的血塊，並無大礙。在血塊過多時，要注意小腹不要用力，盡量保持靜態，在腰間繫一條腰帶，讓小腹維持溫暖。

❹ 月經不止，一直有微量出血，可以練功嗎？

月經一直不止血，不論什麼原因，都要暫時停止所有運動以及練功，等血完全乾淨再開始練習。如果一練功就開始出血，則表示子宮或卵巢有病變，需要盡快找出原因，並且注意小腹不要緊張，盡量保持放鬆的狀態，晚上睡覺前，按摩小腿後側 10 分鐘，都會幫助改善。

❺剛得知自己懷孕，可以練功嗎？

懷孕初期，所有運動暫時停止。如果是已經學過大雁初級班功法（真氣運行法）的學員，在懷孕之前有堅持練功者，在孕期 16 週後，經過醫生運動許可，就可以開始每天 2 次真氣運行法練習；練習時，動作放慢，幅度縮小。所有上舉過頭或者彎腰的動作，都要量力，不能拉扯。

懷孕期間，其他功法都需要暫停。如果在懷孕前沒有堅持練功，則整個孕期也不能練功，因為身體不熟悉的動作，非常容易拉傷肌肉，引發身體緊張，造成流產風險。

懷孕期間，同樣不可以學新功法，也不適合學習任何新的運動項目。如果曾經有過流產紀錄或者人工受孕者，則建議整個孕期都不要練功。

懷孕 vs. 練功

懷孕期間建議暫停練功，不學新功法。
例外：懷孕前已學過大雁功且堅持練功者，孕期 16 週後，每天可練 2 次大雁功。

練功的3大良性反應

**剛練功時會有一段過渡期，感覺身體狀態混亂，
但那其實是身體正在調整的正常反應。**

　　不論你練什麼功法，只要在練功中感到身體舒適、呼吸流暢，
就算有成效了。

　　有些人出現一些練功後身體好轉的正常效應，例如：肢體發熱、
發脹、變大、變輕或變重、有蟻行感、發麻感觸，或出現身體排寒氣、
腹內腸子咕嚕鳴叫等等，都是新陳代謝旺盛、內氣調動的反應。

●● 練功成效，非一朝一夕

　　練功後如果感到心情舒暢、精神清爽、全身輕鬆，就是取得了
練功初步的成效。這些功效的取得，是與練功者所下功夫多少成正
比的，也與練功者對功法掌握的準確程度有很大關係。

　　往往是同一班學習的學員，在練同一種功法後，由於各人的體

質及病情不同，功法掌握的好壞有差異，所獲得的收效也會有很大的區別。

所以，不要覺得別人出現了好的反應，自己沒有出現，或出現得遲些，就產生輟功情緒。其實練功貴在堅持，認真持續一段時間，必有成效。

一般來說，練功者取得初步成效後，隨之而來的是自我感覺睡眠加深、飲食香甜、精神健旺、面色紅潤等等，再進一步的改善就是宿疾的逐步痊癒了。

我在每次開課後，總要統計一下班上學員的練功成果。而效果最明顯的，除了在一星期內每人獲得 4 項指標的改進之外，如「睡眠改善、飲食香甜、體力好轉、排除毒素增加」。 一般而言，全班能平均減重 2 公斤，腰圍減少 1 ～ 2 吋，而最讓學員開心的要數每天能「排出多少毒素了」。

●● ①身體好轉 7 現象

練氣功的人，經過一段時間的鍛鍊後，都會產生一些練功效應，也就是說，產生一些感應和身體好轉的效果。那麼，哪些是練功中的正常反應呢？請見 P.302。

首先，在練功時，感到呼吸變得深長、勻細、息我兩忘、心平氣和。

 漸漸地，會感到臍部丹田溫暖舒適，這種溫暖感可能會達到全身。

 身體微微出汗、面部潮紅、全身或局部肌肉跳動，命門處感到似有節律的顫動。

 有時候，也會感到在督脈一點一點出現清涼感，甚至延伸到頭頂，這就是所謂「醍醐灌頂，遍體清涼」，這種感覺可以消除慾火，是精定的表現。

 大部分練功者都會有內分泌系統的分泌能力表現增強，如：練功時淚水與唾液增加。

 還有人在練功中胃腸蠕動會加強，胃腸轆轆有聲，甚至食慾大增，還有人出現打嗝、排氣、打哈欠等排濁現象。

❼ 幾乎所有的練功者，都會有睡眠加深、精力充沛、食慾增強、病症減輕的效應。

　　每個人因練功條件和功法的不同，以及身體情況的差異，會各自產生不同的效應，但不論出現何種情況都不要去刻意追求，要順其自然出現。出現後不欣喜，不出現也不急躁，這樣才能達到良好的境界。

●● ②身體的排毒反應

　　常常會聽到學生不好意思地向我詢問：「自從練功後，好像放屁的次數增加了」、「我每次練功就如同跳了半小時有氧舞蹈一樣，汗流浹背」、「一練功，我就開始不停打嗝」、「不知道哪來那麼多的疲倦，練功時哈欠打不完」、「身體的分泌物在練功後 1 個月增加了很多」、「我有鼻敏感的問題，練功時鼻涕像自來水龍頭一樣流個不停，用了整整一盒衛生紙」、「我流的汗又臭又黏，還可以聞到長期吃藥的味道……這些都是非常好的排濁反應。

　　不用吃藥不用打針，就可以將體內的毒素排除，這是多麼美妙的事情！還有哪些練功主要的排濁反應呢？

放屁、打嗝

　　營養過盛，三餐不定時，壓力緊張的現代人，往往有腸胃病、消化不良、便祕、腹瀉、脹氣等問題。而患有這類疾病的人，練功之後，多半會出現連續排屁、打嗝或排便次數增多等情情況。

　　在這種情況下所排出來的氣，都是腹內的濁氣或受風寒的涼氣，排出來後，會感覺腹內輕鬆，身體舒服，胃腸功能改善，問題獲得

解決，而排便次數增加或量大，更能預防大腸癌，保持體態。

大小便增加

有以下症狀的人，如果大便的量增加，那是「氣攻病灶」的好反應：糞便（細小、色重、黏稠、時間長、惡臭）、便祕、屁臭、腹瀉、痔瘡、皮膚瘙癢、手掌青筋浮起、過敏、色素、黑斑、黑眼圈、暗瘡、老人斑、皮膚黯沉無光澤、面斑、粉刺、青春痘、中廣體型、肩膀痠痛、視力模糊、疲乏易累，這些症狀都是體內宿便排不乾淨的後遺症。

很多剛開始上課的學員都以為自己沒有必要「大掃除」，因為他們總是帶著慶幸的語氣說：「我每天都有上大號呀！沒有便祕，也沒有痔瘡」，不論你的排便情況如何，每個人每天還是需要排濁的，你會非常驚訝地發現自己有多明顯的排毒反應。

排汗毒

運動後流汗和練功後流汗有所不同。運動後因為心肺功能加快，汗會如雨般流下來，多為大量的水分流失，是身體代謝及降溫的一種自然反應。

練功時，雖然身體並沒有太大的肢體動作，心跳也沒有明顯加速，仍然汗如雨下，不僅頭上冒汗，背部脊椎兩側也會滲出汗水，表示全身的經脈都被調動起來，氣血運行順暢，濁氣、濁物隨汗水排出體外，這是對身體的另一種徹底大掃除。

微微的出汗是剛剛開始練習的人都會有的反應。這些排毒的第

一現象是人體疾病開始慢慢改善的見證。隨著每次練習，排出的汗水會越來越滑淨，每日如廁也會越來越輕鬆規律，營養吸收變好，且身材不會發胖。這都是體內淨化、元氣恢復的最好證明。

流鼻涕

鼻敏感或支氣管、呼吸系統有問題的學員，練功後大多會出現流鼻涕、流眼淚的排濁現象。我的一位學員長期鼻敏感，練習大雁功後開始大量流鼻涕並咳痰，不到 1 個月，鼻敏感的問題完全改善，甚至之後都很少感冒，身體體質徹底排毒成功。

打哈欠

如果你是疲倦一族，那麼練功後，最明顯的反應就是哈欠連連了，因為你欠了太多睡眠債。每次練功開始打哈欠、流眼淚，這些都是身體排除倦氣的排濁反應。

出疹子

很多學員在上課後，特別是在大雁功高級班的訓練過程中，發現自己會有出疹子，甚至皮膚瘙癢等反應。這些都是體內的毒素，例如：重金屬、藥毒、農藥毒素等通過出疹子的方式從皮膚排出體外，是非常好的練功反應。出疹子時，在不痛不癢狀態下，不需要特別塗抹藥膏，如果出現瘙癢感，可塗一些蘆薈保濕消炎。

● ③精力充沛，睡眠品質改善

90% 以上練習白雁時尚氣功的學員都反應，經過一段時間練功後，食量增加、精力充沛、睡眠加深。有的失眠者說，練功後，不但入睡快，而且睡得香，很少做夢，醒後感覺精神好。還有不少人說，練氣功到一定火候，不但睡眠減少，甚至可以少睡，有人每晚只睡 3、4 小時，第 2 天仍精力充沛，不覺疲勞。這都是練功後的精力、體力旺盛，人體元氣增加的反應。如果堅持練習 1 年時間，能夠徹底根除精神乏力、疲倦、脾氣急躁、神經緊張、健忘、失眠、心煩、多夢等症狀。

● 花多少時間生病，就花多少時間治病

練功能不能收效或能否很快的收效，很難一概而論，需根據練功者的不同情況來分析，因人、因病而異。

一般來說，年齡較輕、體質較好、病程較短、病情較輕、功法掌握正確、且能堅持練習者，收效都會比較快產生。這樣的練功者，如果有明師指點可以很快收到立竿見影的效果，即使效果較慢者，也能在半個月左右感覺到自己身上的變化。

有的表現在睡眠方面，有的表現在飲食方面，有的表現在精神及疾病症狀減輕方面。當練功開始見效時，往往練功者會信心大增，然後對氣功產生濃厚的興趣，練功的意願也會強烈。如果能堅持修煉，通常 1 年後病情可獲得穩定的改善。

但一個人如果病程較長、病情複雜、年齡又較大，練功見效就會慢很多，通常需 2 個月～半年後才能看到明顯的改變。這樣情況的病患在練功初期就要有心理準備：氣功不是靈丹妙藥，不可能練習幾日，身體就完全改變了。

要有「花多少時間生病，就花多少時間把病治好」的心理建設，這樣才不會因為一時衝動投入氣功，看不到效果就半途而廢。其實不是功法不好，不是你練得不好，也不是老師教得不好，是自己身體裡的病太複雜、太頑強。

生病時間越久，身體機能恢復能力就越差，當然需要多些時間，比別人更努力的態度去面對，才有可以把病連根去除。

國家圖書館出版品預行編目資料

白雁時尚氣功 2 神奇正陽功 : 7 日入門預備功，除壓
養眠，改善神經緊張！ / 彥寬老師作 . -- 臺北市：三
采文化股份有限公司 , 2023.06
　　面；　公分 . -- (名人養生館；31)
ISBN 978-626-358-067-1(平裝)

1.CST: 氣功 2.CST: 養生 3.CST: 健康法

413.94　　　　　　　　　　　112004110

個人健康情形因年齡、性別、病史和特殊情況
而異，本書提供科學、保健或健康資訊與新
知，而非治療方法，建議您若有任何不適，仍
應諮詢專業醫師之診斷與治療。

suncolor
三采文化集團

名人養生館 31

白雁時尚氣功 2 神奇正陽功
7 日入門預備功，除壓養眠，改善神經緊張！

作者｜彥寬老師　　審訂｜林晏甥、徐麗鳳、陳彥伯
影片動作示範｜彥寬老師、陳璐雅（Fiona）、陳冠沂（Vienna）　　內頁動作示範｜陳璐雅、陳冠沂
編輯二部 總編輯｜鄭微宣　　責任編輯｜藍勻廷　　校對｜黃薇霓
美術主編｜藍秀婷　　封面設計｜李蕙雲　　內頁設計｜魏子琪　　插畫｜王小鈴
攝影｜藍森松　　整體造型｜Alex　　彩妝師｜Nike　　行銷協理｜張育珊　　行銷企劃主任｜呂秝萱

發行人｜張輝明　　總編輯長｜曾雅青　　發行所｜三采文化股份有限公司
地址｜台北市內湖區瑞光路 513 巷 33 號 8 樓
傳訊｜TEL:8797-1234　FAX:8797-1688　　網址｜www.suncolor.com.tw
郵政劃撥｜帳號：14319060　戶名：三采文化股份有限公司
初版發行｜2023 年 6 月 2 日　定價｜NT$480
　　2 刷｜2023 年 6 月 15 日